花
千
樹

生物科技
時光機

當科幻
成為事實

麥嘉慧 著

生物科技
時光機

當 科 幻
成 為 事 實

目錄

第三章
人 • 菌持久戰

第四章
生命中必不可少的酵素

第五章
就在身邊的生物科技

推薦序

　　三十多年前，嘉慧博士還是個中一小女生，沉默寡言，做實驗時全神貫注。再見到，已是熒幕上的年輕學者，侃侃而談推廣科普，內容更是我的本業生物科的前沿——生物科技。她條分縷析，彈指間便把深奧的最新科學理論解釋透徹，更重要是她總能結合現實的應用，令生硬的科技串聯到貼地的日常。之後，我倆實體相遇於街頭，緣分生出此序。

　　先向老師推薦此書。面對眾多教育新猷，教學與行政工作忙個不休，但 STEM 及 STEAM 都要帶領學生從生活開始，去探索科技前沿，如何找新點子？這本書篇篇都有。所以老師讀完，接著便要向學生推薦了。我從教的是新界公共屋邨中學，學生都是基層子弟，但除了嘉慧還有不少學生參與科研，我堅信我們都是撒種人！

　　一般讀者更要看，兩個原因。已屆耄耋的我，讀完〈端粒唔補好易老〉，腦袋滿是雙螺旋鏈之後，再讀到「鍛鍊體魄，食好瞓好，積極樂觀……化壓力為意志力，心存希望，逆流而上……」，哦！原來我的養生之道係有科學理論為基礎的！非常勵志！

此外，科技發展速度愈來愈快，沒有規範和監管，很易失控，如何避免再發生「賀建奎事件」，不能只靠官員和專業人士，每個市民的監察才最有效。本書最終章〈顛覆〉語重心長的提醒，現代社會需要一群對科技知識有掌握的公民，才能守護住自己的制度。大家都要讀讀！

余惠萍博士

香港中文大學教育學院名譽專業顧問

推薦序

　　如果我們要鼓勵年青同學們多留意一些科學知識，相信大家也不難想到，可讓同學們認識多些專家學者們的成就，又或者是多接觸課本或網路搜尋引擎，若果有需要甚至會訴諸課堂習作及補充練習。雖然不少人早已指出學習科學不該只能如此，然而這卻是現今年輕一代學習科學的普遍經歷。

　　走進書店，我們不缺科學補充練習，而有關最新科學發展的參考讀物，卻又少人問津。

　　打開網路，我們不愁找不到與科學相關的搜尋引擎條目，而一些能夠輕巧地引導讀者了解整個科學藍圖的材料，卻又被淹沒在資訊的海洋裡。

　　想了解專家工作時，我們也不擔心找不到介紹的參考資料，但如果出現一個能夠連接專家與同學大眾之間的解說員，效果又會事半功倍。

　　生物科技是在二十一世紀發展飛速的一門科學。在二十世紀的人們，很難想像到二十一世紀的人已經能夠駕輕就熟的替基因做剪接、發明新藥物、從分子層面做考古及鑑證工作，甚至準備運用生

物科技複製古代生物。作為門外漢，自然會很期待有參考書籍能夠幫助我一步步了解愈來愈複雜、牽連愈來愈廣闊的最新生物科技發展。

　　《生物科技時光機──當科幻成為事實》就是一本能夠從古時談至今天，將可以很複雜的生物科技以簡單的語言作有系統整理的科普書籍。期望讀者將之用作了解當今前沿生物科技發展的導覽，一同分享二十一世紀生物科技發展的驚喜。

陳志宏
科普工作者
紐約大學物理博士

生物科技
時光機
當 科 幻
成 為 事 實

自序

　　我要特別感謝余惠萍老師和陳志宏為本書寫序，還要感謝陳青生活的老闆之湄，她用「哩民」視角為本書一些篇幅提供修改建議。

　　《生物科技時光機——當科幻成為事實》將帶領讀者穿梭時空，從古老的發酵工藝說起，到現代的人工合成生命、復活古生物，和 CRISPR 生物黑客等前衛的意念，這些過去只在科幻小說中出現的情節，正逐步成為事實。生物科技也令一些過去認為不可能的醫療研發成真，例如抗衰老藥和人造器官，為病患帶來一絲希望。

　　人們常說，歷史是由勝利者所寫，那麼科學定是由許多位經歷無數失敗，但仍然堅持的研究員所寫吧。科學家要在未知中探索，除了好奇心外，更需要鍥而不捨的精神。生物科技發展迅速，它所涵蓋之領域廣闊而深奧，一本書當然無法完整呈現所有相關知識。我只能選取一些個人所喜好，而大家可能感興趣的題目作分享，盼能令你對這學科有更深入的了解。

各位時空旅人，讓我們一起窺探生物科技從古至今的發展旅程吧！旅程結束後，不妨私訊（DM）我 IG 告知你對未來生物科技的想像啊。

麥嘉慧
2023 年 6 月
香港
Instagram @drkarenmak

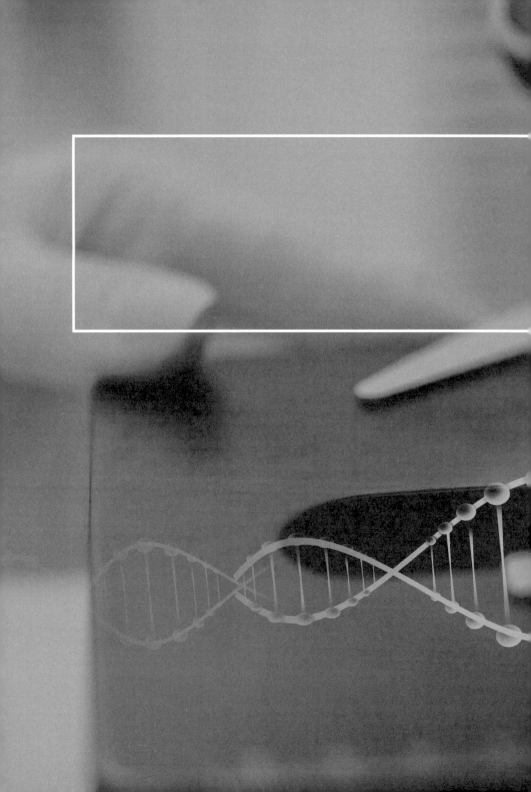

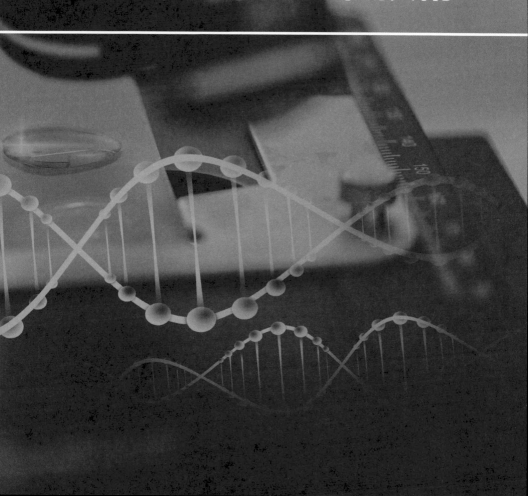

第一章

自古以來藏在
飲食中的生物技術

酵母自古以來就令人陶醉

#酒精發酵 #麵包 #啤酒花 #基因組

在源遠流長的文化和歷史中，世界各地出現過許多不同口味的酒精飲品。清酒、香檳、啤酒……人生得意須盡歡。而一個地方會有什麼酒類特產，則視乎當地盛產哪些農作物。在北歐、波蘭和俄羅斯等氣候較涼的地區多出產用大麥製造的啤酒；而西班牙、意大利和法國等氣候較溫暖的歐洲南部就出產用葡萄釀造的葡萄酒。釀酒所需的原材料通常含高糖分，例如果汁和蜂蜜；或是含高澱粉質的穀物或植物莖根等，澱粉質需要先分解成為簡單醣類才可以進行酒精發酵。

這些富含營養的農作物在適合的條件下配合微生物的生長和發酵，最後產生含酒精的飲品。最常用作發酵的微生物是釀酒酵母（*Saccharomyces cerevisiae*）[1]，它們將原本平凡的農作物轉化為令人陶醉的美酒。一般酵母細胞直徑 3 至 4 微米，屬於真菌界（fungus）的單細胞生物，目前科學家已從自然界分辨出約 1,500 種酵母菌。它們通常以出芽的方式進行無性繁殖，一個母細胞發芽形成數個子芽體，子芽會從母細胞得到養分，之後脫離母細胞並獨立生存，其後再發芽形成新的子細胞。酵母在有氧環境下通過呼吸作用，吸收葡萄糖並產生二氧化碳、水和能量以迅速繁殖。但在氧氣受限（厭氧）的條件下，酵母會不再繁殖，為了獲得能量生存會

16

進行酒精發酵，把葡萄糖轉化成酒精、二氧化碳和能量。這個過程於釀酒和做麵包時不可或缺。

據載，於六千至八千年前，美索不達米亞平原上的蘇美人已經懂得釀造啤酒。但考古學家相信，最早的釀酒方法很可能在一萬年前就已存在。當時的人知道將葡萄和穀物長期放在有蓋的容器中，便可以發酵成葡萄酒和啤酒，但沒有人完全理解為什麼這種方法有效。發酵一詞來自拉丁詞 *fervere*，意為「煮沸」。因為他們觀察到將壓碎的葡萄保存在容器中，一段時間後混合物會產生氣泡，就好似在沸騰一樣。製作發酵飲品頗棘手，如果混合物放置的時間太短，酒精便無法產生；但如果時間太長，混合物就會腐爛，無法飲用。通過多次試驗，他們漸漸明白溫度和空氣是發酵過程的關鍵，便學會製造一種有營養又能使人醺醉的飲品。

釀造啤酒的生物過程

以前的人並不知道啤酒發酵是因為酵母的作用，但無論如何，酵母很可能是第一個被用以滋養人類文明的微生物。靠著工匠代代相傳的釀酒技巧，酵母經過不斷篩選和演化。到了十八世紀末，釀酒酵母和用來釀製拉格啤酒的巴斯德酵母（*S. pastorianus*）這兩個菌種被分辨出來。釀造啤酒所涉及的生物化學過程數千年來基本都沒有改變，只是現今我們會用更高效率的人工培養酵母菌株。各

1　釀酒酵母又稱麵包酵母。

啤酒工匠雖然各有獨門秘方，但是都離不開以下步驟來釀造各種啤酒。

首先，大麥需要浸泡在水中發芽，麥芽內會產生澱粉酶和蛋白酶；然後將溫度緩慢提高至攝氏 80 度殺死麥芽，但內裡大部分的酵素仍有活性。接著，將磨碎了的麥芽與攝氏 55 至 65 度的熱水混合，澱粉酶隨即開始發生作用，將澱粉分解成麥芽糖、葡萄糖和糊精[2]，形成帶甜味的麥芽汁。同時，蛋白酶分解麥芽汁中的蛋白質，產生能讓酵母吸收生長的胺基酸。這鍋溫暖的混合物便是酵母進行啤酒發酵的培養液，這時亦可添加啤酒花，以帶給啤酒獨特風味。

接著，麥芽汁須先經沉澱、過濾和澄清程序，然後再煮沸殺菌。待其冷卻後，再轉移到巨型發酵罐中，並加入酵母開始發酵過程。行內的傳統術語有所謂表面發酵和桶底發酵，這是指在發酵過程中酵母是保持懸浮狀態還是沉澱在發酵桶底部。表面發酵的啤酒包括英國的烈性黑啤和愛爾啤酒，使用釀酒酵母並控制溫度在攝氏 20 至 28 度之間，通常發酵至少七天。桶底發酵的啤酒種類則例如有捷克的皮爾森啤酒（拉格啤酒的一種），一般用巴斯德酵母，或用葡萄汁酵母（*S. uvarum*）在攝氏 10 至 15 度之間醞釀，因為溫度低發酵反應較慢，所以或需時一個月，啤酒會儲存於攝氏 0 度的酒桶中成熟數週以提升風味。最後，將酵母沉澱和隔渣後，啤酒再

2　糊精（dextrin）是由澱粉分解而成的低分子量碳水化合物，可以利用澱粉酶或化學水解而產生。

次經短時間加熱殺菌,然後分裝入瓶或入罐。完成的啤酒通常含有4% 至 9% 酒精。

社交平台「多飲水」的潮語曾流行一時,網民間互相鼓勵和提醒要多飲水,注意健康。但是,原來以前許多人口密集的地方,食水容易受環境污染,喝水未必是安全之選。相反,啤酒的酸鹼值低,所含的二氧化碳、酒精和啤酒花提取物有防腐的功能,且儲存在溫度低的環境,所以病原都不能在啤酒中生長。因此,啤酒曾經是比較安全而又可口的飲品。

紅白佳釀的秘密

葡萄酒在歐洲相當受歡迎,法國、意大利和德國加起來的年產量佔了世界總產量的一半。歷史上,隨著基督教在歐洲的興起,偏愛葡萄酒的希臘人和羅馬人也在聖餐禮上用葡萄酒作為「聖血」的象徵。據說法國微生物學家巴斯德更曾稱葡萄酒是最健康和最衛生的飲品,酵母確實是人類文化神聖不可分割的一部分!

釀造葡萄酒的第一步是把葡萄壓成葡萄漿。製作紅酒時直接發酵葡萄漿,紫黑色的葡萄皮內所含的植物色素花青素就是紅酒顏色的來源。相反,製作白酒時需先把含有色素的葡萄梗、葡萄皮和葡萄籽分開,或是用白葡萄(例如萊茵河地區著名的麗絲玲)榨出的葡萄漿來釀造。而粉紅酒則是在發酵過程中限制了黑葡萄皮的接觸時間而製成。一般葡萄含有 15% 至 25% 的糖分,因為榨取出來的

葡萄漿易受各種細菌污染，通常會添加二氧化硫來殺菌，然後再加入所需的酵母菌株（例如 S. cerevisiae var. ellipsoideus）在發酵桶中發酵。除了葡萄品種、土壤和氣候等因素之外，發酵的時間和溫度也會決定葡萄酒的品質。發酵期間酵母一直生長，直至到酒精含量達 10% 至 16%，再高的酒精濃度酵母便死亡，最後剩餘的糖濃度決定葡萄酒的甜度。

生物科技與食品生產

　　一路以來，酵母為人類釀造誘人的酒精飲品，它亦廣泛應用於工業生產、環保以及科學研究領域。酵母是首個被科學家完成全基因組測序[3]的真核生物[4]，是目前我們最了解的生物之一。2018年，有科學家利用生物工程，為酵母添加了製造啤酒花香味的能力。[5] 啤酒花的功用是令啤酒增添苦澀味，其精油更有獨特的清香。但是種植啤酒花需要耗用大量的水和能源，所獲得的精油含量亦很難控制。於是，研究員想出用基因改造（簡稱基改）方法來改良釀酒酵母，在它的基因組中加插羅勒和薄荷的基因，使這個基改

3　基因組是一個生物的細胞內，使其生長和發育所需的所有遺傳資訊；「基因」則是一段較小的遺傳資訊。1996 年，科學家宣布首次為釀酒酵母完成全基因組定序（whole genome sequencing），是當時被完整測序的最複雜生物。該基因組由 1,200 萬個鹼基對組成，分成 16 組染色體，共有 6,275 個基因。

4　真核生物是具有細胞核的單細胞生物和多細胞生物的總稱，包括所有動物、植物和真菌。

5　Denby, C.M., Li, R.A., Vu, V.T. et al. (2018) Industrial brewing yeast engineered for the production of primary flavor determinants in hopped beer. *Nat Commun* 9(965). https://doi.org/10.1038/s41467-018-03293-x

酵母能夠自行合成類似啤酒花香味的萜烯分子。結果，由這個基改酵母發酵而成的啤酒比傳統啤酒更充滿花香，而實際過程中卻沒有添加過啤酒花。

我們可以預期，在未來的食物生產中，生物科技將會為釀酒工業帶來嶄新技術。基改微生物的使用將會日漸增加，有望改良出更多優質和可靠的菌株，食品生產商將可在任何時候改良產品的味道和降低生產成本。

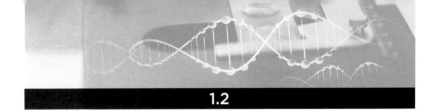

很好吃的霉菌

#黴菌 #發酵豆品 #梅納反應 #乳酸菌

飲食對香港人來說很重要，廣東話亦有「搵食」一詞代表工作謀生的意思。具體意思就是說生活營營役役，為的就是每日放工回家可以吃一頓安樂茶飯，找點心靈（不是肚子嗎？）的慰藉。筆者家的雪櫃內有什麼「安慰劑」呢？且讓大家看看：酸麵團、啤酒、乳酪、泡菜、腐乳、蝦醬……聰明的讀者一定發現，這些食物都有一個共通點——它們都是發酵食品。

津津有味的食品生物技術

「發酵」一詞在生物化學教科書中的不同章節內可以有不同的定義。因為在不同的條件下，細胞需要有不同的代謝策略以維持生命和生長。在食品工業中，發酵作用泛指在缺氧的條件下，微生物把碳水化合物轉化成酒精或有機酸的過程。亦即是說，除了釀酒之外，做麵包時酵母產生二氧化碳使麵團升起（leavening）也是一種發酵過程。麵包發酵時聞起來真的很醉人，新鮮出爐的麵包散發出的那種甜味，就是源自酒精。不過，麵團中絕大部分的酒精在烘烤時會蒸發掉。所以，我們會飲醉酒，但是不會「食醉」麵包。製作含乳酸的食物，例如泡菜和乳酪時的天然防腐過程也屬於發酵。

還有醋、橄欖、蜜糖和魚露等其他滋味食材都經過發酵。釀酒和做麵包已經令「酵母太忙」，但其實本地許多風味美食都是由俗稱霉菌的黴菌發酵製造。日常聽到黴菌就會使人聯想到令食物腐爛，和令隱蔽牆角發黴的可惡微生物。不過，在食品工業中，原來也有很多有用的黴菌。例如街頭小食臭豆腐，就是靠這些絲狀真菌分泌出來的酵素將豆腐中的蛋白質、澱粉質等大分子分解，令原本無味的豆腐發酵，產生特殊的香味。

發酵豆品

由黃豆發酵衍生而來的食品在本地、日本和亞洲等地的飲食文化及歷史上都佔重要的一席位。豉油是最古老的調味料之一，自漢朝便有豉油的前身「豆醬」的記載。柴米油鹽醬醋茶，開門七件事其一的「醬」，經歷過百年的演變，成為了現今的豉油。生產豉油需將黃豆、小麥、鹽與水混合，然後靠麴菌發酵製成。

一般豉油生產過程可分為三個階段：種麴、發酵和精製。先將黃豆蒸熟，待冷卻後混合烘烤過的麵粉，接種米麴菌（*Aspergillus oryzae*）後便放置在麴室內發酵。傳統的醬園沒有現代工廠的空氣調節設備，只能靠開關麴室細小的氣窗來控制溫度，而晾放黃豆麵粉混合物用的竹篩可以透氣疏水，有助控制濕度。麴菌特別喜歡富含澱粉質的麵粉，因此將混合物放置在溫暖的環境下，麴菌便開始迅速地生長，數日後就會覆蓋混合物表面，並長滿青綠色的孢子，製成「醬油麴」。米麴菌的菌絲體散布在麵粉周圍和黃豆內部，分

泌出酵素，將黃豆內的澱粉質、蛋白質和果膠分解成小分子，以吸收所需營養來生長。

接下來的步驟是把醬油麴轉移到醬缸，加入鹽水（濃度約20%）混合成糊狀物。傳統本地風味豉油需要經過半年時間露天生曬，醬缸內提供了一個特殊的環境讓微生物生長——既不是完全缺氧，又不是十分空氣流通；日間曬暖，晚上攤涼；加上高濃度的鹽，令微生物在低滲透壓的狀況下流失水分。對於大部分的微生物來說，這絕非舒適的生存環境，因此防止了不良微生物的生長，但是米麴菌分泌出來的酵素卻仍然充滿活性，豉油獨特的色、香、味正是在此發酵過程中慢慢產生。同時，某些能忍耐高鹽度環境、天然存在或是添加的醬油乳酸菌（*Tetragenococcus halophilus*）和醬油酵母菌（*Zygosaccharomyces rouxii*）亦會一起轉化醬缸中的成分，協力為豉油增添風味。[1]

豉油中的複雜化學

黃豆含有大約35%蛋白質和30%碳水化合物，其餘是水分等成分。發酵時蛋白酶催化蛋白質水解作用[2]，產生各種胺基酸，當中包括大量的穀氨酸，它與氯化鈉（食鹽）混合，形成稱為味精的穀氨酸鈉，是「鮮味」（五種基本味覺之一）的主要來源。此

---

1   Luh B. S., (1995) Industrial production of soy sauce. *Journal of Industrial Microbiology*, 14(6):467–471. https://doi.org/10.1007/BF01573959

2   水解酵素能催化大分子與水反應，然後分解成較簡單、分子量較小的物質。

外，澱粉酶把澱粉質水解產生葡萄糖，賦予豉油甜味，並作為發酵原料之一。微生物在發酵期間不能大量繁殖，故此這些本來可以被微生物用作生長的營養絕大部分都留了在液體中，成為後來產生香味的原材料。

不論是傳統的自然發酵，或是在大型不鏽鋼發酵罐內受小心控制的工業發酵，釀造豉油本身就是很複雜的過程。香港以至亞洲等地不同的豉油品牌各有不同的秘方，生產各具特色的豉油產品。每個仔細的製作步驟：原材料比例、微生物菌種，還有發酵溫度、時間等都可以各有不同。天氣變幻莫測，傳統醬園師傅還得聽天由命，用心打理曬場內每個醬缸。又例如麵粉可以來自大麥、小麥、燕麥或黑麥等其他穀物。乳酸菌將糖轉化為乳酸，使發酵物的酸鹼值下降，防止害菌生長。酵母菌將糖轉化為乙醇，為豉油帶來酒香。乙醇亦可與醬油中有機酸產生化學作用，形成帶有香味的酯類化合物。用化學分析方法，我們已經得知數百種在豉油中的揮發性有機化合物，包括醇、酚、酯、醛，和雜環化合物。不同的甜度、酸度、鹹度、芳香、質地，和焦糖度組合，提供了多樣的醬油口味。

另外，溫暖的發酵過程裡，其實同時進行著慢速的梅納反應。這是一系列不涉及酵素的複雜化學反應。過程中碳水化合物與胺基酸結合，產生過百種有大有小，稱為類黑素的深棕色物質。這些成分除了帶給豉油焦糖般的色澤，更會令那些用豉油調味的食材，在烹煮時因為不同的加熱溫度和時間，再發生一次快速的梅納反

應，產生上千種不同的香味分子。相信讀者已經明白廚房「醃肉三寶」——豉油、豆粉、糖——為什麼缺一不可了。[3]

加入鹽水的醬油麴經過長時間發酵和熟成，轉化為濃稠的「醬醪」。來到最後的精製階段，把壓榨醬醪得出的液體進行過濾、澄清和加熱消毒，最終便成為富含色香味精華的豉油。生抽鹹味重和顏色偏淡；添加了焦糖色素和糖的老抽則鹹味淡，甜味濃和顏色較深。

重口味的微生物

用微生物發酵而成的豆製品味道都偏重，例如麵豉和用類似方法製作的日本味噌。原材料跟製作豉油的一樣，撇開仔細的發酵步驟，就只是水分多少的分別。除了米麴菌之外，醬油麴菌（*A. sojae*）也經常應用到。四川式豆瓣醬用黃豆、蠶豆加辣椒發酵製成。製造腐乳需先將硬豆腐風乾，然後接種米麴菌、毛黴菌或者根黴菌發酵。而廣東特有的南乳則是用紅麴黴菌（*Monascus purpureus*）發酵，而它產生的紅麴色素亦是染紅南乳的天然食用色素。這些醬料的發酵過程都多虧各種馴化了的黴菌作用，而酵母菌和乳酸菌也或多或少有參與其中。

豆豉的原料則是黑豆或黑大豆（一種變種黃豆）。先將黑豆煮熟並接種米麴菌，待菌絲覆蓋滿黑豆表面後，加入生薑、香料和鹽水混合，儲存在木桶中發酵六個月，最後曬乾製成。相傳豆豉的製

法在彌生時代由中國傳到日本後，當地人意外製成氣味濃烈和有黏性，遠近馳名的納豆。他們把蒸過的黃豆用稻草包裹，天然生長在稻草上的枯草桿菌（又叫納豆菌）除了帶給納豆特有的味道和質地之外，還增添不飽和脂肪酸和維他命K等營養。而現代納豆生產，會在蒸煮消毒過的黃豆上接種純化的納豆菌發酵製成。另外，源於印尼爪哇的傳統食品天貝是煮過的脫皮黃豆接種少孢根黴（*Rhizopus oligosporus*），再以香蕉葉包裹發酵一至兩天而製成的食品。它的特別之處是，除了豐富的蛋白質之外，在發酵過程中根黴菌還會產生維他命B_{12}，令天貝更添營養價值。

　　發酵過程能分解人體腸道不能消化、導致腸道脹氣的成分，使黃豆中的營養更易吸收。整體來說，只要選對微生物來發酵，便能夠令食物防腐之餘，更可以增添濃郁風味與營養價值。

3　豆粉和糖在高溫烹調時會發生焦糖化作用，產生香甜的堅果氣味和棕色物質，與加熱豉油時發生的梅納反應一起發揮協同效應，令食物倍添香味。

變酸的食物放更久

#泡菜 #德國酸菜 #滲透作用 #酸種麵包

數千年來，發酵作用為人類提供各式各樣的食品，它令食物倍添美味和提高營養價值之餘，也發揮了保存食物、避免腐壞的功能。之前的文章講解了發酵酒精和豆製品的原理，都是仰賴這些天然藏在食物中的微生物，讓我們能品嚐醉人的葡萄酒和鮮味的豉油，刺激舌尖上感受甜、鹹和鮮的味蕾。如繼續討論發酵食品，不得不提酸味的醃漬蔬果。醃漬是在沒有雪櫃的時代，為了保存食物而發展出來的料理方式，這既避免浪費食物，又能省卻烹調食物的燃料，絕對是相當經濟的食物加工方法。

世界各地都有各種用酸和鹽來醃製的蔬菜和水果，本地有酸薑、蕎頭和榨菜等「鹹濕嘢」；鄰近地區有韓國泡菜和日本漬物；西方有醃青瓜、德國酸菜（sauerkraut）和西班牙橄欖等，聽到這些開胃前菜的名字即令人垂涎三尺！不論德國椰菜還是韓國大白菜，其醃製過程都會加鹽來進行發酵。鹽會使菜脫水變軟，水分子藉由滲透作用從細胞內擴散到外界。[1]

1　當選透膜一邊的溶質比另一邊的濃度較高時，就會發生滲透作用（osmosis）。在製作泡菜的例子中，鹽是溶質，細胞膜是選透膜。植物細胞內的水分子會穿過細胞膜，擴散到細胞外並把鹽溶解，直到兩邊的溶質濃度相等為止。

大量的鹽令水分過度流失，導致植物細胞收縮，細胞亦因為失去水分子的支撐而令結構受損，促進細胞中的成分滲出，而鹽則滲入內部。結果泡菜內的「水活性」下降，即是自由的水分子少了，令微生物缺少可用的水分子進行代謝。此外，高濃度的鹽亦降低細胞內酵素的活性，干擾微生物的生長。所以，絕大部分致病、可能令食物變壞的細菌在這些條件下不能繁殖。

酸酸泡菜的始作俑者

大白菜中天然存在的微生物種類數以百計，但是發酵泡菜的過程中除了鹽度高之外，還會用密閉容器存放以隔絕空氣，能夠於這種困難的條件下生存的微生物，剩下乳桿菌屬（*Lactobacillus*）和與它類近的菌屬，這類細菌很多時都統稱為乳酸菌（lactic acid bacteria）。顧名思義，它們是一大類能夠將碳水化合物發酵成乳酸的細菌。在泡菜發酵時乳酸菌漸漸繁殖並產生乳酸，還有包括乙酸（醋）、丙酸和丁酸等不同的發酵產物。隨著這些有機酸的產生，泡菜從接近中性的酸鹼值降低至 pH 4.2 左右，酸性環境能抑制會令食物腐壞的細菌滋生，而更重要的是，累積的酸味分子令泡菜變得美味可口！醃製泡菜時會混合甘筍絲、糖、蒜頭、蔥和辣椒等香料，給予製成品獨特的風味。發酵時間長短完全取決於溫度，在室溫下發酵的泡菜可以在幾日內完成，但味道會較淡。如果放在攝氏 4 度的雪櫃裡，發酵需時會長一點，但更多的味道分子也隨之產生。科學家在泡菜中發現了七十多種香氣分子，從酸味、辛辣味、牛油和芝士味，到花香和植物的氣味，當中不乏具有強烈刺激性味道的硫化合物。

韓國曾經有一個有趣的研究，分析了泡菜中乳酸菌的來源，他們把用來醃製泡菜的每種成分——蒜頭、薑、蔥、辣椒和魚露——逐一排除，監測不同泡菜樣本在發酵時的微生物動態。[2] 過程中運用聚合酶連鎖反應（PCR）（詳細介紹可見〈4.3 隱形偵探〉）為微生物測序和進行遺傳指紋分析。結果發現，除了找到為人所熟悉的植物乳桿菌（*Lactobacillus plantarum*）和相近的菌種以外，還證明了蒜頭是泡菜發酵早期階段的乳酸菌主要來源。

跟韓國泡菜比較，德國酸菜的不同之處在於它的有機酸和二氧化碳含量高得多，而且製作時並不會添加蒜頭、辣椒等香料。曾經也有科學家研究德國酸菜發酵時的微生物動態，在發酵初期，腸膜明串珠菌（*Leuconostoc mesenteroides*）產生二氧化碳、乳酸和醋酸，使 pH 值急降。二氧化碳會為醃製成的酸菜帶來爽脆的質感，而更重要的是，累積下來的二氧化碳取代了空氣，製造一個厭氧環境促進發酵。接著，短毛乳酸菌（*Levilactobacillus brevis*）和植物乳桿菌負責繼續發酵過程。視乎發酵過程的鹽度，酸菜內各乳酸菌及其他微生物的比例亦會有所不同，因此所產生的非揮發性酸與揮發性酸的比例亦會不同，影響酸菜的風味。[3]

2   Lim, S.B., Shin, SY., Moon, J.S. et al. (2015). Garlic is a source of major lactic acid bacteria for early-stage fermentation of cabbage-kimchi. *Food Sci Biotechnol* 24, 1437–1441. https://doi.org/10.1007/s10068-015-0184-y

3   National Research Council (US) Panel on the Applications of Biotechnology to Traditional Fermented Foods. (1992) . *Applications of Biotechnology to Fermented Foods: Report of an Ad Hoc Panel of the Board on Science and Technology for International Development*. Washington (DC): National Academies Press (US). Chapter 5, Lactic Acid Fermentations. https://www.ncbi.nlm.nih.gov/books/NBK234703/

乳酸菌夢工場

2020 年新型肺炎疫情期間，不少人因為多了時間留在家中而開始鑽研廚藝。網絡上，彷彿人人都成為了烹飪意見領袖（KOL），其中一個筆者認為較好玩的「抗疫活動」是培育酸種麵包。跟豉油和味噌的發酵一樣，酸種麵包都是有賴酵母菌和乳酸菌的密切合作。這種做麵包的方法很古老，需要的材料很簡單，只要把黑麥（或其他穀物）麵粉與水混合，然後在溫暖的地方醞釀幾天。最初，各種天然存在於麵粉裡的微生物漸漸增長，但最後乳酸菌因為能產生乳酸而佔了優勢。而酵母菌因為能夠忍耐酸性環境，也就可以存活下來。視乎麵粉本身的天然菌量與醞釀的溫度，「酸種」需要大約四至六日時間成熟。原先由麵粉和水混合成的麵糊發起了（即因發酵而膨脹），並因為每天定時的攪拌及呵護，麵團中麩質蛋白分子之間產生雙硫鍵，形成麵筋網絡，把微生物發酵時所釋出的二氧化碳包著。成熟的酸種內乳酸菌非常活躍，這個時候便可以加入更多麵粉和正確比例的水，再溫柔（這是筆者之弱項）地摺疊麵團來做麵包。別忘了從麵團細分一小份備用，留作下一個麵包的酸種。

讀者如果有興趣親自「育成」一個酸種麵包，可以上網搜尋教授預備「sourdough starter」的短片，選取兩三個簡單的食譜做參考，然後研發出屬於自己的酸種。你更可以用不同穀物的麵粉來試驗，培養出不同風味的酸種。不過要有心理準備，從麵粉開始醞釀到酸種成熟，需要在家等候最少一星期。而且酸麵團內的微生物

並不會如商業烘焙酵母般發起得那麼快，酸種麵包的發酵步驟需要數小時的重複揉搓與等候。不過，麵包烘烤出來時味道帶有果酸香味，外皮香脆、質地軟中帶韌，絕對值得你付出耐性去照顧酸種，這稱得上是個不錯的居家自我隔離活動！

變酸的食物放更久

除了乳酸外，乳酸桿菌還能產生俗稱雙氧水的過氧化氫，能殺死其他微生物，至於乳酸桿菌本身則相對能抵抗過氧化氫的強氧化性。此外，乳酸乳球菌（*Lactococcus lactis*）能產生乳酸鏈球菌素（nisin），抑制其他細菌生長，是乳酸發酵食品的天然防腐劑。

乳酸發酵是一種十分常見的食物保存方法，在食品工業中發揮著重要作用，製造各種營養豐富、美味可口的食品。除了酸菜、酸種麵包、乳酪和芝士之外，一些發酵肉類例如意大利臘腸，甚至啤酒和葡萄酒也有用到乳酸菌來增添獨特風味。

零失敗乳酪秘方

#巴斯德消毒法 #噬菌體 #CRISPR #DNA

筆者間中會在社交平台分享簡易食譜，其中乳酪是筆者家中最日常亦非常簡單的發酵食物。材料只需牛奶、乳酪和一個溫度計便能輕鬆做到：先將 750 毫升牛奶用慢火加熱到攝氏 89 度，保持這溫度 10 分鐘，避免將奶煮滾。然後將奶倒入 1 升的容器，等待溫度下降至攝氏 46 至 47 度。第二步是加入三湯匙的「菌種」，即是在超級市場買到的原味乳酪，通常標明含有活性乳酸菌。將材料拌勻，容器的蓋暫不需密封，但要用布包裹保溫。接著就是將這個乳酪 BB 放在室溫醞釀 4 小時便完成。新鮮自製的乳酪放在攝氏 4 度雪櫃內，保質期通常為十日左右。保質關鍵在於衛生，使用清潔消毒的器皿，和用清潔的匙羹去舀取乳酪，減低微生物和塵埃污染，就能延長乳酪壽命。自製乳酪很難失敗，是生產商不會告訴你的商業秘密。

相傳在人類開始牧養牛羊，用牠們的奶作為糧食開始，便偶然發現乳酪自然發酵的好處：新鮮擠出來的牛奶擱置久了會變成乳酪，背後的秘密在於乳酸菌，它們在牛奶中快速繁殖，將乳糖發酵成乳酸，降低酸鹼值抑制其他細菌，因此乳酪比鮮奶能存放更久。1860 年代，巴斯德發現只要短暫加熱牛奶至攝氏 71 度

以上，便足以殺死大部分微生物，防止牛奶變質。而今我們在超級市場買到的乳酪，都是把選定的乳酸菌，例如保加利亞乳酸桿菌（*Lactobacillus bulgaricus*）和嗜熱鏈球菌（*Streptococcus thermophilus*）等益生菌接種到經「巴斯德消毒法」的牛奶中發酵。過程中，乳酸菌產生的乙醛（這是也在咖啡、麵包和成熟水果中天然存在的香味分子）會增添乳酪獨特的風味，而乳酸比牛奶中的乳糖更容易為人體吸收之餘，它的微酸也給人清新的感覺。細菌吸收牛奶的營養繁殖並產生細胞外高分子物質（extracellular polymeric substances），增加乳酪的黏度。

現代奶製品生產商依賴純種乳酸菌的培養、不斷改良的發酵步驟，和嚴格的衛生程序。2002 年，丹麥食品公司 Danisco 因為用於發酵乳酪的嗜熱鏈球菌培養受到噬菌體（bacteriophage）[1] 感染而面臨嚴重的生產問題。噬菌體是一種對人類無害的病毒，它的名稱有吞噬細菌的意思，而事實上它的確能夠侵襲和破壞細菌細胞。所以當乳酸菌受到噬菌體感染，這對乳酪生產商來說絕對是個噩夢。法國分子生物學家賀瓦夫（Philippe Horvath）努力研究如何解決這個問題，設法提高細菌對病毒的抵抗力，以延長乳酪培養的壽命。在實驗室內，賀瓦夫和他的團隊站在抗擊噬菌體的前線，找出具有免疫力的細菌菌株。他們發現，某些能夠抵抗噬菌體的菌株的 DNA 中包含著奇怪的重複序列，即是現在稱為 CRISPR[2] 的序列。

其實早在 1980 年代，生物學家已對細菌和古菌（archaea）DNA 中的神秘重複序列著迷。這些由大約 30 個鹼基組成的序列回文（正讀和反讀都是相同的序列）重複地出現，並且被看似隨機，稱為「間隔」的 DNA 片段分隔開。CRISPR 這個英文簡稱中最後一個「R」就是重複「repeat」的意思，自這些神秘的重複序列被發現後的十多年，科學家試圖弄清楚它們的含義，但是一直毫無頭緒。賀瓦夫的團隊卻意識到，重要的資訊並非在重複序列中，而是夾在它們之間的間隔 DNA 片段。令人震驚的是，他們發現能夠對噬菌體免疫的菌株的基因組內，那些間隔並非隨機存在，而是來自噬菌體的 DNA，似乎這是細菌能夠對抗病毒的「防禦系統」。接下來的問題就是：嗜熱鏈球菌對噬菌體的免疫力是否來自與病毒 DNA 匹配的 CRISPR 間隔序列？

要驗證這個假設，法國生物化學家巴蘭古（Rodolphe Barrangou）做了一連串實驗，他將噬菌體特定的 DNA 片段編輯到原先沒有免疫力的細菌株的基因組內，即是說，將病毒的 DNA 插入細菌的 DNA，成為 CRISPR 間隔序列。結果，這個經過基因編輯的嗜熱鏈球菌真的獲得了免疫力；如果把這間隔序列拿走，免疫力就消失。此外，細菌基因組中 CRISPR 間隔序列的數量增加，其抵抗病毒的能力亦增加。這證明了 CRISPR 間隔序列確實是細

1　噬菌體的發現，見〈3.3 敵人的敵人就是朋友〉。
2　Clustered Regularly Interspaced Short Palindromic Repeats（CRISPR），中文譯為「常間回文重複序列叢集」。

菌的後天免疫系統（或稱為適應），巴蘭古這個經典的實驗結果於
2007年發表在《科學》期刊。[3] 不久之後，科學家確定了細菌內一
個稱為 Cas9 的酵素（一種核酸酶）能切斷入侵病毒的 DNA，是細
菌抵禦病毒的重要蛋白質。現在我們知道，曾經受過某病毒入侵後
能夠存活下來的細菌，會將該病毒的 DNA 嵌入自己的基因組中成
為「記憶」，並會將這些資訊遺傳給後代。CRISPR 間隔內的病毒
DNA，就好比印了病毒大頭照的通緝犯告示，令 Cas9 酵素能夠辨
認噬菌體的模樣。當再有下一個同樣的病毒 DNA 入侵時，Cas9 便
能將之逮捕無誤——被酵素剪斷了的病毒 DNA 便無法感染細菌。

　　CRISPR 的發現是一個重要的生物科技里程碑，這不僅是幫助
乳酸菌抵抗噬菌體感染的自然機制，它更打開了全新的基因研究領
域。賀瓦夫和巴蘭古當初或許沒有想過，這個「微細的」發現會
成為開發當今精確的 CRISPR–Cas9 基因編輯工具的重要一步。我
們已經十分肯定，這威力巨大的 CRISPR 是一個能夠改變世界的工
具，令科學家能應用在預防和治療遺傳病，以及改良農作物等研究
上。然而，這個生物科技所引起的科學倫理爭議，也是科學家必須
要面對的，筆者將會在書中較後的章節討論。

3　R. Barrangou, C. Fremaux, H. Deveau, M. Richards, P. Boyaval, S. Moineau, D. A. Romero, P. Horvath, (2007). CRISPR provides acquired resistance against viruses in prokaryotes. *Science* 315(5819), 1709–1712. https://doi.org/10.1126/science.1138140

大食會中的酵素
#蛋白酶 #澱粉酶 #基因複製 #高果糖漿

芝士拼盤

金文拔芝士（Camembert）、艾文達芝士（Emmental）、車打芝士（cheddar）、藍芝士（blue cheese）……不同芝士各自有其獨特的風味，而分別源於其酵素和微生物間複雜的生化作用。

牛奶的成分有水、蛋白質、脂肪、維他命、礦物質和乳糖。要將牛奶變成芝士，就要將奶中的水分去除，即是將牛奶中的脂肪和蛋白質等營養濃縮。製作芝士第一個步驟是在牛奶中加入乳酸菌發酵使牛奶變酸，然後加入凝乳酶（rennin）攪拌和稍稍加熱。凝乳酶是一種蛋白酶，能催化蛋白質水解作用，把酪蛋白（casein）分子內特定位置的肽鍵[1]切斷。酪蛋白原本是懸浮於牛奶內的主要蛋白質成分，酪蛋白分子被凝乳酶分解並互相黏著，形成半固體的凝乳。一般在一個小時內，牛奶便會凝固沉澱，產生凝乳，接著就可以將液體部分——乳清——去掉。將已去除大部分液體的凝乳切成小塊，並加入鹽以作防腐和調味，最後放入模具中定形，便製成芝

---

1 肽鍵是在形成蛋白質的胺基酸鏈內，連接兩個胺基酸單元之間的化學鍵。

士。雖然這已經是可以立即食用的新鮮芝士，但是絕大多數的芝士種類，都會再花數週至數年不等的時間成熟。各種芝士會在熟成期間發生多方面的變化。

傳統的金文拔芝士是用未經過巴斯德消毒的生牛奶製造，表面灑上卡門伯特青黴菌（*Penicillium camemberti*）的孢子，過幾天便會長出白色的菌絲，然後再成熟三星期便完成。瑞士艾文達芝士屬於半硬芝士，製作期間費氏丙酸桿菌（*Propionibacterium freudenreichii*）把乳酸發酵成丙酸和二氧化碳，這些氣體積聚在芝士內，形成了瑞士芝士特有的小洞。顏色偏金黃的英國車打芝士質地比較硬，原因是製作時有一個獨特步驟，就是將一塊塊的凝乳疊在一起，這樣能擠出更多的乳清，形成車打芝士稠密和易碎的質地。一般的車打芝士熟成需時三個月，但亦有些會陳釀一兩年。法國藍芝士的藍綠色斑紋和強烈的氣味，是由羅克福爾青黴菌（*P. roqueforti*）或灰綠青黴菌（*P. Glaucum*）發酵製成。除了蛋白酶之外，藍芝士和其他味道較濃的芝士亦有賴脂酶把芝士中的脂肪分解，所產生的脂肪酸再被黴菌代謝，揮發出帶刺鼻和濃郁氣味的酮類分子。

以前傳統的芝士做法是從小牛或小山羊的胃中提取凝乳酶，但是因為動物來源的酵素供應有限，加上現在市場對「素芝士」的需求，現時我們可以利用生物工程把牛凝乳酶基因複製到細菌、真菌或酵母中，再把這些基因改造微生物放進生物反應器[2]大量培植。由此所分離出的凝乳酶因為不是從動物中提取，便可以視為「素食友好」的非動物來源酵素。

　　各種蛋白酶可以按它們的來源命名，例如做薑汁撞奶必不可少的「凝固劑」生薑蛋白酶。此外，很多其他水果都富含蛋白酶，例如木瓜、哈密瓜、菠蘿和無花果。派對中經常出現的哈密瓜配巴馬火腿組合，是基於哈密瓜果肉中的蛋白酶有助分解火腿的蛋白質，這使肉質變嫩、幫助消化之餘，味道亦十分配合！

果汁和葡萄酒

　　吃了那麼多美食，你也想喝杯果汁吧。一杯清澈透明的蘋果汁原來也得靠酵素果膠酶（pectinase）的幫助。果膠酶是食品工業中很重要的酵素之一，果膠是存在於植物細胞壁中，支撐著細胞組織結構的一類多醣高分子，可以用作生產果醬和啫喱時的凝膠材料。但是，巨大的果膠分子結構也是導致果汁渾濁和降低生產量的原因。榨汁時，有吸水特性的果膠大分子令果汁變得黏稠，要從多渣的果肉中提取果汁比較難。因此，生產商會在不同的工序中加入果膠酶分解果膠，這樣能夠降低果汁的黏稠度，以便提取更多的果汁。剛榨取出來的蘋果汁看起來是渾濁的，渾濁蘋果汁（cloudy apple）含有果膠顆粒懸浮於液體中，形成特有的色澤、低透光度和粒粒的質感。此時再加入果膠酶，就可以幫助沉澱和澄清過濾，使蘋果汁變成清澈透明的琥珀色。

2　生物反應器是一個能夠提供適合環境令微生物或酵素進行生物化學反應的設備。通過控制溫度、pH值及攪拌等參數，為它們創造最理想的生長和存活環境。生物反應器已廣泛應用在生物技術和生物工業領域，例如釀酒和製藥等。

不同的果汁需要不同種類的果膠酶甚至是纖維素酶（cellulase）來處理，這兩類酵素都會催化多醣分子的水解作用，分解細胞壁。果膠酶把長長的多醣分子切成較短的寡醣鏈；而纖維素酶則是把纖維素中的葡萄糖單元逐一分拆出來，為果汁再增加一點甜度。蘋果汁、橙汁、菠蘿汁、雜菜汁各有不同的理想渾濁度／清澈度和黏稠度，視乎生產者的要求和消費者的接受程度。果膠酶也可用於製作葡萄酒和其他水果酒。釀酒過程的各個階段——榨汁、發酵前和發酵後都需要使用不同程度的酵素處理。添加果膠酶可以增加壓榨出來的果汁量，並減少榨汁所需時間，同時有助過濾和澄清之餘，還能夠提高從葡萄皮中提取到的色素分量，直接影響紅酒的品質。

甜品時間

糖果、餅乾、蛋糕、汽水、雪糕……如果你夠好奇心，購買以上甜品時有留意包裝上的成分表，你很大機會見到「高果糖漿」的字詞，這種甜味劑有時亦稱為高果糖玉米糖漿（high-fructose corn syrup, HFCS）。果糖的甜度比餐桌上常用的砂糖（蔗糖）高70%，更是葡萄糖的三倍甜度。所以在製作食品時，只需用較少分量的果糖，便能達至與蔗糖一樣的甜度。生產商看中這個優點，因此高果糖漿在各種的方便食品中「老是常出現」。

工廠生產高果糖漿，首先在原材料——粟粉漿液（來自粟米的澱粉溶液）中加入 α-澱粉酶，把澱粉切斷成許多長短不一、含有

十數個葡萄糖單元的短鏈。接著，再由 γ–澱粉酶[3] 從澱粉鏈的末端開始分解成一個個的葡萄糖分子。但是葡萄糖不及蔗糖甜，1957年，科學家發現能將葡萄糖轉化成果糖的葡萄糖異構酶（glucose isomerase）。「異構酶」的意思是指它能催化同分異構體[4] 的互相轉換。而在這例子中，葡萄糖異構酶能將葡萄糖（一種醛糖，醛基在 1 號碳上）與果糖（一種酮糖，羰基在 2 號碳上）互相轉化。最常見的高果糖漿為含大約 55% 果糖與 45% 葡萄糖的混合糖漿，這比純葡萄糖漿甜得多。

在 1970 年代生產出高果糖漿這個生物科技產品以後，令食糖的生產不再單純依靠甘蔗或糖用甜菜的種植。這兩種蔗糖的原材料從農田收割之後，若果不及時處理，植物便會很快腐壞。高果糖漿的原料澱粉卻可以存放較久，對某些穀物產量過剩的富裕國家來說，把澱粉轉化成果糖是另一個經濟收益來源。但是，過量攝取糖分加上缺少運動的生活方式，令肥胖和糖尿病在這幾十年來愈趨流行。甜食雖可口，但也得適可而止。

現代的食品工業中，已經有數十種不同的酵素產品能夠應用。它們與食品生物科技為生活帶來了不少進步，例如：改良產品質素，甚至改變食品的感官特性等，這都為我們帶來愈來愈豐富和多樣的美食。

3　又稱葡萄糖澱粉酶（glucoamylase）。
4　同分異構體（英文：isomer）是指化學分子擁有相同分子式，但結構式卻不相同。即每個元素的原子數相同，但原子間的排列不同。不同的異構體具有不同的化學特性。

演奏生命樂章的交響樂團

#酵素 #DNA #生命

酵素是由蛋白質構成的非凡微型分子機器。在每個細胞內，幾乎每個生化作用都是由特定的酵素所催化進行。它效率驚人，能將化學反應加速數百萬倍。成千上萬的酵素在我們的身體內通力合作，從製造 DNA 到消化食物，驅動所有維持生命的物質轉化過程。

「生命是什麼？」從來都是個複雜的大難題。但我們仍然可以嘗試透過將生物與非生物區分來定義生命。即是說，我們認為生物是能夠生長和繁殖，牠們要獲取資源去生長，對環境的改變作出反應和適應等。我們還可以按結構去將生物分類，研究大自然中多樣的生物，讚嘆各種生命個體的複雜性。若以化學角度來看，我們會發現生物是由極其複雜的構件組成。我們將細胞打開，找出內裡根本和特別的生命組件。很多人都知道 DNA（去氧核糖核酸）是至關重要的生物分子，它攜帶著生命的指令，在細胞內複製並代代相傳。如今，DNA 亦已經成為了一個日常詞彙。

然而，儘管 DNA 很重要，但它本身並非生命。獨立存在的 DNA 什麼也不會做，一本交響曲譜並不會自己將音樂播放出來。DNA 中的遺傳指令編寫好後，需要許多不同的酵素去執行，以催化一切維持生命的步驟。細胞內，所有或同步或有序地發生的化學反應統稱做新陳代謝。

那酵素又是什麼？如果將 DNA 比喻為一本交響曲譜，酵素就是負責各種弦樂、管樂和敲擊樂器的出色演奏家，而細胞內的新陳代謝便

必須仰賴一個龐大又複雜的交響樂團。在每一刻，酵素都協力為生命
演奏，把曲譜中每粒音符轉化成優美激昂的旋律。若果樂團內有演奏
家出錯，即使只有一位樂手掉了拍子，或是他的樂器走了音，便會破
壞整首交響曲；同樣，如果酵素出了問題，我們的身體便很大可能會
生病。酵素會按細胞的需要，開啟或關閉某些化學反應，有條不紊地
演繹 DNA 的指令，就如交響樂團完美的演出。

　　沒有酵素，就沒有生命。

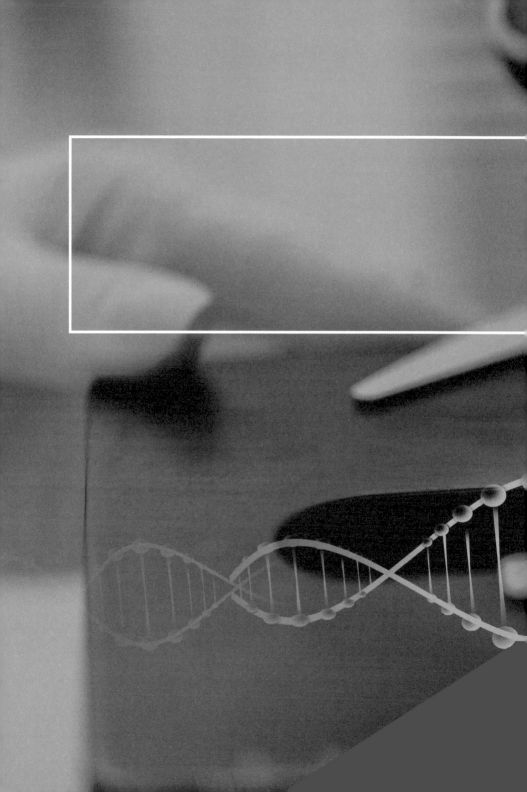

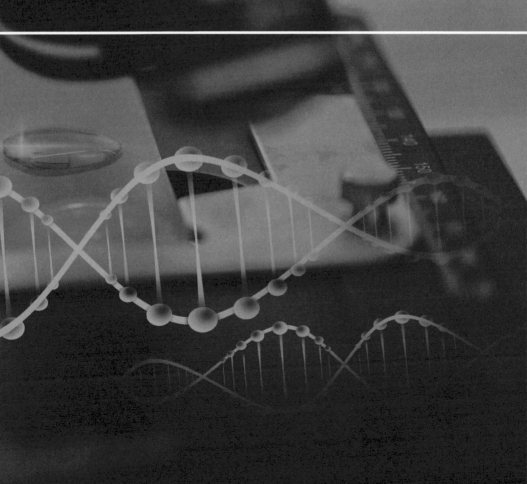

第二章

微細的
重大發現

微細的重大發現

#顯微鏡 #細胞 #好奇心

2015 年的暑假，筆者到英國旅行時參觀了倫敦大學學院的格蘭特動物學博物館（Grant Museum of Zoology），這是英國最古老的自然歷史博物館之一。此處收藏了大量稀有的動物標本，包括已經滅絕的斑驢、渡渡鳥骨骼和看似「老鼠大補酒」的著名玻璃瓶裝鼴鼠。但是，筆者最喜歡的館藏並非排列得密密麻麻的骨頭，而是只佔不到三平方米，名為 The Micrarium 的角落。這裡是展示了 2,000 多塊顯微鏡玻片的三面背光牆壁。這個美麗的角落凸顯了生物界的龐大多樣性，而且這些生命絕大多數都比我們的拇指還要微小。看著一片片泛黃的玻片標本，便回憶起那些年上生物課用顯微鏡的情景。

讀書時曾經用過的光學顯微鏡屬於複式顯微鏡，透過兩塊可以替換的物鏡和目鏡，能把影像放大四百至一千倍，使我們能夠看見最小的細菌細胞。認識更多的生物科技之前，讓我們首先回到最初發明顯微鏡的時代……

好奇心

十七世紀的荷蘭，有一個名叫列文虎克（Antoni van Leeuwenhoek）的紡織商人，他閒時便會在家裡專心製作顯微鏡，開始時是用來檢查布料的品質。後來，好奇心促使他用顯微鏡觀察許多其他事物。他非常著迷於研磨不同種類的透鏡，並發明了單一透鏡的顯微鏡。他設計的顯微鏡尺寸都非常小：長約兩吋，寬一吋。顯微鏡主體由兩個鉚接在一起的扁平薄黃銅板組成，中間夾著一個小型雙凸透鏡，其放大倍率由數十倍至二百多倍不等，視乎透鏡的質素。

列文虎克設計的單鏡顯微鏡操作很簡單，樣本只需放置在透鏡前的針頭上，針頭的高度和與透鏡之間的距離是由兩個螺絲調節：轉動垂直的螺絲可以使針頭上下移動；當轉動另一個橫向的螺絲，樣本便可以前後移動做對焦。

手藝一流的列文虎克花了大量時間改良顯微鏡，他能研磨出體積比瞳孔還要小的透鏡，拋光質素高得令人驚嘆不已。與當時其他的複式顯微鏡相比，列文虎克的單鏡顯微鏡有更高的清晰度，他更把透鏡的放大倍率推高到二百倍以上，甚至是五百倍！比較起當時一般透鏡二三十倍的放大率，他設計的顯微鏡威力令人難以置信，而這個無與倫比的放大倍率正好讓他可以看見平常肉眼看不到的微生物。

據說第一個真正應用顯微鏡在科學領域上的人是英國博物學家胡克（Robert Hooke）。1665 年，他出版的《微觀圖集》中收錄了他用複式顯微鏡觀察不同事物時所看見並繪製的美麗圖畫。他發現了昆蟲有趣的複眼；植物似乎是由微小結構（他稱之為「細胞」）所構成的。幾年後，列文虎克造訪倫敦，相信他很可能也閱讀過胡克的圖集，因而啟發他用顯微鏡觀察各種東西的好奇心。

列文虎克將一滴池塘水放在顯微鏡下觀察，他驚訝地發現水裡有許多不同的游動小生物。1674 年，他寫了一封信給英國皇家學會，這是當時世界上最知名的科學家組織。他在信中描述自己觀察到水中有極微小的生物在游動，時而前後來回，時而左右轉向，令英國皇家學會的會員大為驚奇。經過顯微鏡先驅胡克有份參與的再三驗證，皇家學會證實了列文虎克的重大發現。他因此聲名大噪，並繼續用自己的顯微鏡觀察各種單細胞生物、動植物組織、礦物晶體和化石。他的發現不勝枚舉，例如：線蟲、輪蟲、毛細淋巴管。他樂此不疲地用顯微鏡觀察奇怪的事物，包括他自己的唾液、牙垢和一些身體分泌物，他是第一個看到精子細胞游動的人。1680年，列文虎克——這位沒有接受過大學正統科學訓練的紡織商人，在受到一致贊成的情況下獲選為皇家學會成員。他以窺探微觀世界為興趣，並真確地把所見的畫下，直到他生命的最後幾天。

重「掃」列文虎克顯微鏡

列文虎克選了自己的 26 個顯微鏡,在死後捐贈給皇家學會。但很可惜,這些顯微鏡在十九世紀初不見了。他一生總共製造了超過 400 個顯微鏡,到現在只有十個倖存的真品散布在歐洲,大部分被收藏在荷蘭的布爾哈夫博物館。科學家利用中子斷層掃描技術,將其中兩個列文虎克的顯微鏡進行 3D 掃描。[1] 這技術類似醫院內常用的電腦斷層掃描(CT scan),不同之處是它使用不帶電荷的中子來代替 X 光,因為 X 光會被金屬阻擋,但是中子就能夠穿過。從不同角度用中子照射顯微鏡得到 2D 斷層圖像,再由電腦組合成 3D 影像。這樣我們無需拆開列文虎克的顯微鏡,亦能看到它的內部結構。

列文虎克從不公開他精細的透鏡製造方法,當時胡克很想找出當中的秘密,但一直未能如願。直至 350 年後,科學家終於揭開內裡的秘密。中子斷層掃描結果顯示,列文虎克其中一個顯微鏡內有一塊呈扁豆狀的透鏡,是用了常見的玻璃研磨技術所製成的。而另一個顯微鏡,亦是列文虎克有史以來最強的一個顯微鏡中,則用了一個球狀透鏡,相信是應用了吹製玻璃珠的技術所製造出來的。列文虎克對自己的透鏡製造方法一直守口如瓶,如今科學家終於證實,原來他的「秘技」其實就是胡克也常用的一種簡單和直接的透鏡製作方法!

---

1   Cocquyt, T., Zhou, Z., Plomp, J., & van Eijck, L. (2021). Neutron tomography of Van Leeuwenhoek's microscopes. *Science Advances, 7*(20). https://doi.org/10.1126/sciadv.abf2402

然而，為何列文虎克的顯微鏡效能卻可以脫穎而出，特別優秀？這很可能是因為他一絲不苟的態度及經驗。他努力不懈地製作那數百個顯微鏡的過程中，花了很大的心力鑽研工藝，例如是燒製玻璃的技術及研磨微小透鏡的技巧，還有對顯微鏡光圈的仔細控制。這一切他都非常熟練，因此他所製造的顯微鏡能夠近乎完美。

列文虎克因為觀察一滴水發現了顯微鏡下的大千世界，開拓了人類的眼界。他的發現完全顛覆了當時的認知，憑著好奇心改變世界，好比伽利略用望遠鏡改變了人類對宇宙的概念。列文虎克巧妙地自製了那個時代最好的顯微鏡，直到他死後 150 年才被消色差透鏡超越。如果沒有他的顯微鏡，恐怕人類要多等至少 100 年才能認識到微生物的存在。

#顯微鏡 #細胞 #好奇心
#原核生物 #選透膜 #質體
#細胞核 #細胞學說 #幹細胞
#細菌理論 #鵝頸瓶實驗 #酵母
#無細胞發酵 #釀酶
#顯微鏡 #細胞 #好奇心
#原核生物 #選透膜 #質體
#細胞核 #細胞學說 #幹細胞
#細菌理論 #鵝頸瓶實驗 #酵母
#無細胞發酵 #釀酶
#顯微鏡 #細胞 #好奇心
#原核生物 #選透膜 #質體
#細胞核 #細胞學說 #幹細胞
#細菌理論 #鵝頸瓶實驗 #酵母
#無細胞發酵 #釀酶
#顯微鏡 #細胞 #好奇心
#原核生物 #選透膜 #質體
#細胞核 #細胞學說 #幹細胞
#細菌理論 #鵝頸瓶實驗 #酵母
#無細胞發酵 #釀酶
#顯微鏡 #細胞 #好奇心
#原核生物 #選透膜 #質體
#細胞核 #細胞學說 #幹細胞

細菌基本結構

#原核生物 #選透膜 #質體

　　細菌是原核生物，細胞內缺乏細胞核和細胞器[1]，與真核細胞（具有真正細胞核的細胞）比較，結構相對簡單。細菌細胞表面有幾層構造：細胞壁在細胞膜的外面，有保護細胞的功能，亦能維持細胞的形狀。它由肽聚醣（peptidoglycan）組成，這物質有助我們透過染色方法來將細菌分類。革蘭氏陽性菌的細胞壁是一層厚厚的肽聚醣，在革蘭氏染色反應後會呈現紫藍色。革蘭氏陰性菌的肽聚醣層較薄，而又因為被夾在外膜和細胞膜之間，所以染色時不能保留紫藍色的染料，隨後被番紅染成粉紅色。一些細菌的最外層會有莢膜覆蓋，這既是保護細胞的屏障，還能幫助細菌黏附在物件表面。在細胞壁下面是細胞膜，負責包裹細胞內的細胞質、各種酵素、生物分子和離子等。如果沒有細胞膜，所有東西便會溢出細胞之外。細胞膜負責大部分與外界環境的物質交換——獲取營養和排出廢物。細胞膜是個有選擇性的滲透屏障（即選透膜），能容許某些離子和分子進出細胞，同時阻止其他的物質通過。此外，由於細菌細胞內缺乏進行呼吸或光合作用等過程的細胞器，細胞膜還負責其他重要功能，例如生產能量和合成脂類及細胞壁的元件等。

　　在細胞質中游離，散布在整個細胞內的核醣體是負責合成蛋白質的地方。沒有細胞核的細菌細胞，它的遺傳物質集中在一個稱為擬核

1　細胞器是細胞裡面具有一定結構，以及能執行特定功能的單位。

的區域，包含著細胞內所有蛋白質合成的指令。除此之外，許多細菌還有稱為質體（plasmid）的環狀 DNA 分子。這些額外的染色體所含的基因相對較少，而且所含的遺傳物質對細菌來說不是必需的。沒有質體的細菌細胞一般都功能正常。但是，質體通常包含賦予細菌選擇性優勢的基因，例如對抗生素的耐藥性。細菌可以藉助菌毛來附著在其他細胞或物體表面；大部分的細菌都有長長的鞭毛，螺旋狀纖維的作用好比轉動中的螺旋槳，推動細菌細胞前進。

　　細菌長度一般為 0.5 至 5.0 微米，我們會按它們的外形來分類，多數的細菌呈棒狀，稱為桿菌，也有圓形的球菌；此外還有狀如開葡萄酒用的酒鑽，螺旋形的螺旋菌和括號形狀的弧菌。有時候，同一種細菌又可以有多種形態，稱為多形性菌。

生命的最小單位

#細胞核 #細胞學說 #幹細胞

顯微鏡的發明開啟了科學家一個接一個的發現旅程，讓我們一步步地了解生命的組成部分。胡克從顯微鏡下看著一塊水松木塞切片時，見到許多看似牆壁的結構包圍著一個個「小洞」，他將之命名為細胞。他在《微觀圖集》中仔細描述了他對這個微小世界的觀察：「我非常清楚地看到水松木塞中有許多像蜂巢的小洞，但它們排列得不規則⋯⋯這些小洞，或細胞⋯⋯確實是我第一次觀察到。也許，其他人有見過的，但是在此之前我沒有注意到任何人有提起過它們⋯⋯」

也許是受到胡克《微觀圖集》的啟發，列文虎克成為了顯微鏡製作大師，他打磨的微型玻璃球透鏡，能把影像放大二百多倍，使他能發現水中漂亮的單細胞生物，即現稱的原生生物（protozoans）。細胞通常是透明和沒有顏色的，因此即使用改良了的顯微鏡也難以看見細胞內的東西（所以胡克才用「空洞」來形容細胞吧）。列文虎克是第一個想到將細胞染色的人，他把番紅花染料加在肌肉細胞中，增加細胞內成分之間顏色的對比，有助在顯微鏡下觀察。多虧兩位偉大的微生物學先驅，往後的科學家才能發現種類繁多的微生物，和增加對細胞的認識。

當時的顯微鏡火速成為熱門的科學小器具，每個生物學家都想搶先入手，就像現在我們每人也需要一部智能電話一樣。1831年，蘇格蘭植物學家布朗（Robert Brown）在一個演講中首先提出細胞核的概念。他用顯微鏡觀察蘭花葉表皮細胞時，發現內裡有一些比細胞膜較暗的東西。後來，他在1833年發表的一篇文章詳細敘述了他的看法，並把這個細胞中圓圓的細小部位稱為「細胞核」。他知道細胞核並不限於葉子表面，也在植物各部分的細胞內普遍存在；顯然，細胞核是組成植物細胞的其中一個成分。但是，首先從顯微鏡下見到細胞核的人最有可能是列文虎克。他亦提出過細胞內有「小球」，可惜他的報告並沒有受到其他人注意。此外，布朗也歸功鮑爾（Franz Bauer）在1804年畫得十分精細的植物細胞插圖，當中有細胞核結構特徵的描繪。有些人誤會了布朗是第一個發現細胞核的人，其實他是首個命名這個細胞器，並證實了細胞核的存在的人。

生物學家應用顯微鏡仔細研究各種各樣的動植物組織，植物細胞因為有細胞壁，所以結構很容易被看見；而動物細胞由於沒有細胞壁，所以細胞結構並不是那麼容易觀察。列文虎克那個時代的顯微鏡有我們現在所說「色差」的缺點：因為不同波長的色光有不同的折射率，使高倍率透鏡無法將各種色光聚焦在同一點，降低了顯微鏡的解像度。直到1830年代，人們增加了對光學的理解和顯微鏡技術的改良，所以發明了消色差顯微鏡，把更精確的細胞影像送入生物學家的眼內。

微小的重大發現

德國科學家施旺（Theodor Schwann）和施萊登（Matthias Schleiden）分別是研究動物細胞和植物細胞的學者。相傳他們有一天共進午餐，科學家茶餘飯後的話題也都「真係好科學」，他們談到當時只能在植物中見到的細胞核。施萊登提到布朗的發現，認為細胞核存在於各種植物細胞中。一直在研究動物細胞的施旺聽到這裡，便記起自己也曾看到過很可能是細胞核的結構。然後，兩人興奮地衝到施旺的實驗室用顯微鏡查看蝌蚪細胞，發現動物細胞真的也有細胞核！他們發現植物和動物細胞有很多共通之處。由此可知動物也必須由細胞構成——細胞是一切生命的基本組件。1837年，就是布朗命名細胞核的幾年後，這兩位科學家寫下了他們的觀點，他們將細胞形容為生命的基石，二人一同奠定了「細胞學說」的基礎，這個學說描述細胞是生物的基本單元，和所有生命體都由一個或者多個細胞組成。儘管這些知識在今天看來很基本和理所當然，但這個觀念在十九世紀絕對是革命性的。

然而，施旺與施萊登對細胞的生長方式有些分歧。施萊登認為細胞是在植物組織內，由細胞核「播種」的位置開始生長。施旺卻主張動物細胞是從體內細胞之間的物質中「結晶」出來。不知讀者小時候有否問過家裡的大人「我是怎樣生出來的？」這類「小童FAQ」？筆者覺得施旺指細胞是結晶產生的說法，就如以前長輩笑說筆者是父母的「愛情結晶品」，和由石頭爆出來的一樣！似乎施旺與施萊登並不懂得細胞分裂的過程，所有新細胞實際是源自舊細

胞，不可能自發結晶出現。細胞學說最終有賴其他科學家在之後慢慢完善。

至於細菌是細胞嗎？它們有細胞核嗎？這些疑問一直要等到電子顯微鏡的出現，和樣本處理技術的改良才能夠解決這些「微小的問題」。今日，我們知道細胞分為兩種很不同的類型：原核細胞和真核細胞。細菌、藍綠藻和古菌是由單個原核細胞組成的單細胞生物，它們沒有細胞核，但是細胞質內有染色較深、DNA 集中和形狀不規則，稱為擬核的區域。而所有的植物、真菌和動物，體內都是具有細胞核的真核細胞。由生物膜包裹著的細胞核內含 DNA，是細胞的控制中心。真核細胞內還有其他由生物膜包裹的細胞器，負責細胞內部的各種功能，例如產生能量的粒線體。

細胞乃生命基石

從最簡單的原生生物到身體結構複雜的動物，地球上每一個生命都是由細胞所構成。細胞乃生命的基石，這就好比原子是構成物質的組件。因此，變形蟲、向日葵、三文魚和大象，雖然牠們的外表很不同，但從內部看，牠們都是由相同的元件——細胞——所構成。

除了催化微生物學和分類學的發展，細胞的發現還推動了醫學與治療技術的進步。今天，細胞的發現繼續影響科學，特別是生物科技的發展。幹細胞的發現讓科學家可以研究個人化治療。有別

於身體其他細胞，幹細胞是原始和未經特化的細胞，可以不斷分裂和自我更新。它們可以分化成不同種類的細胞，例如肌肉細胞、血細胞和腦細胞，在體內發揮各種特定的功能、修復身體。醫生甚至能夠把病人的皮膚幹細胞「重新編程」，將之誘導為其他功能的細胞，用來治療阿茲海默症、心臟病和許多其他疾病。所有這些新穎的醫療科技都源於一次水松木塞內細胞的觀察。

菌，全部都係菌

#細菌理論 #鵝頸瓶實驗 #酵母

古時的人不知不覺地利用了微生物來發酵並製造啤酒、醋、乳酪等美食，現在我們把這些一代傳一代的工藝歸類為「遠古生物技術」。如今，科學家把幫助發酵的微生物逐一分離與辨認出來，研究細胞內每個千絲萬縷的化學反應，然後再嘗試開發個別細胞、組織、酵素或蛋白質來衍生有用的產品，應用於農業、工業以至醫藥等範疇，這些過程構成了生物科技一詞的廣義——應用生物或其成分（細胞、組織、酵素、蛋白質等生物分子），以科學和工程原理生產改良產品，從而改善人類的生活質素。

以釀酒為例，便是利用了酵母菌的生化作用，達致生產酒精、提升我們生活質素之目的。所以即使釀酒工藝源自遠古，亦展現了生物科技的定義。數千年前釀酒的古人當然不知道酵母菌的存在，直到十六世紀末顯微鏡的發明，人們才開始窺探酵母菌所在的那個肉眼看不見的迷你世界。但說到認真地用顯微鏡來做實驗，有系統地逐步理解微生物在發酵過程中的作用，則要等到十九世紀中葉，從釀酒工業興旺的法國說起。

微細的重大發現

　　1856 年，在法國里爾大學任教的化學家巴斯德收到當地一個酒廠東主的求助。酒廠東主用紅菜頭發酵生產酒精，這種俗稱甜紅蘿蔔的植物的根部糖分高，本來是釀酒的好材料，但他最近發現酒精「生病了」，酒桶內的糖液發酵不出酒精，還變成了一種帶有酸味的黏液，令他損失不少。他希望巴斯德查明酒精變酸的原因。透過顯微鏡觀察，巴斯德發現「健康的」酒樣本裡含有一顆顆附著在一起的球狀物，也就是酵母。而一些酵母球上面長著嫩芽，恍如一粒粒發了芽的種子，這顯示酵母是活躍的，它們在酒桶內使糖轉化成酒精。接著，他再用顯微鏡檢視酸敗的酒樣本，發現裡面本應該有的酵母並不多，卻有許多細小的桿狀微生物在游動。他又化學分析酸敗樣本中的成分，發現這些微生物所產生的物質是乳酸，巴斯德就是這樣意外地發現乳酸桿菌！

　　不久，一個葡萄園農夫又請了巴斯德過去，因為最近他的葡萄酒發酵出了問題，莊園內原本質素最佳的葡萄汁竟然釀出又酸又苦的葡萄酒來。巴斯德這次也帶著他的顯微鏡到葡萄園，觀察這些釀造失敗的葡萄酒樣本。後來，他發現是因為另一種微生物取代了酵母，導致酒精發酵失敗，而且這次的微生物是以一串串的模樣存在，就是後來經鑑定發現的醋酸桿菌。有賴顯微鏡這個好拍檔，巴斯德解決了一個又一個關於酒精發酵的問題。他繼續研究乳酸和酒精發酵，很快便能將自己微觀的發現推導出以下結論：不論是生產

酒精還是乳酸，任何形式的發酵都是由活著的微生物所引致，其中的分別只在於由哪一種特定的微生物引起作用。

細菌理論

　　巴斯德教學時，留下過不少勉勵學生的金句，他曾說：「科學的進步，是藉由對一連串微妙的小問題的解答，這樣逐步深入自然現象的本質。」這位受人敬佩的學者身體力行，他憑著仔細和小心控制的實驗，在發酵研究中獲得一些新發現，證明了活酵母細胞是負責把糖轉化成酒精的關鍵因素。他用顯微鏡觀察不同的發酵樣本，是第一位研究微生物形態與其生化活性之關係的人，並找出了污染酒桶和導致酒精發酵失敗的罪魁禍首——細菌污染，又提醒釀酒師要小心確認酒桶內酵母菌的純度。這些研究成果都是在還未有細菌培養和分離技術，沒有標準消毒方法，更沒有細菌分類的知識下得出來的。巴斯德亦是首個透過做實驗研究，準確找出可以殺滅細菌的溫度，並發明了簡單的加熱殺菌方法，而又不損壞酒本身的風味的人。這方法不但減少了酒廠不少的損失，挽救了當地的釀酒業，後來也成為了鮮奶和奶製品保質的工序。如今，我們稱這種低溫殺菌方法為巴斯德消毒法（Pasteurization）。此外，他又證明了葡萄皮是酵母的來源。首先他用無菌針頭從葡萄皮下的果肉抽取葡萄汁，證明沒有葡萄皮的葡萄汁是不會發酵的，確立了「沒有酵母便沒有酒精發酵」的論點。

在 1860 年代，許多科學家以為微生物可以在空氣中隨機「自然」產生，但巴斯德並不相信這個生命可以無中生有的自然發生論。他設計了一個簡單而精巧的鵝頸瓶實驗，首先將營養液放入燒瓶內，然後加熱瓶頸，將之拉成一個橫向 S 形，做成一個狀如鵝頸般彎曲的細管。實驗開始時，巴斯德將營養液煮沸消毒，燒瓶口沒有封閉，讓空氣可以流通。數個月後，營養液仍然清澈，並沒有滋生微生物。這顯示燒瓶外的空氣雖然可以經瓶頸進入瓶內，但灰塵與其他雜質卻會滯留在瓶頸，不能污染營養液。如果把瓶頸弄斷，使空氣中的灰塵可以跌進燒瓶內，不久，營養液便開始滋長微生物，變得渾濁起來。接著，他又證明了空氣中的灰塵越少，微生物污染也越少。這一系列的實驗結果證明生物必須來自生物，不能無中生有，徹底地擊破自然發生論，並肯定了一切生物來自生物的「生源論」。與此同時，巴斯德也對一些疾病的成因持相似的觀點，即是後來他有份倡導的細菌學說，他認為疾病是由微生物的活動引起的。

巴斯德當時示範的實驗方法和所得的結論，成為了現代微生物學的基本概念。透過簡單的實驗操作，我們學會了如何掌握微生物的特性，將微生物分離，並用充足營養的培養基種菌。因為每種發酵過程是由特定微生物的作用產生，所以我們必須確保應有的微生物培養是純淨的，並要避免其他微生物的污染影響發酵。在發明消毒方法之前，沒有人知道為什麼奶製品會變酸、食物又為何會腐爛。巴斯德展示了不論是肉類腐壞還是酒精發酵，都是由於微生物

的生長所致。巴斯德應用在釀酒和發酵的科學原理，成為了我們現在生物科技的基礎，是微生物學的奠基者之一。

試管內的發酵

#無細胞發酵 #釀酶 #in vitro

　　巴斯德提出發酵過程有賴微生物的呼吸、生長和繁殖才會發生的理論，他認為發酵是一種與酵母的生命過程不可分割的生物現象。即是說，沒有生命就沒有酒精。當時許多人都同意他的觀點，因為釀造啤酒都需要有活酵母的存在，若果加熱把酵母菌殺死，發酵便不會發生。然而，德國化學家李比希（Justus von Liebig）卻有另一套的想法，他認為酒精的生成純粹是一種化學反應，而不是只完全歸因於酵母的「生命力」，他堅信生化反應可以在細胞之外發生。當時巴斯德和李比希兩個陣營之間的學術爭論持續了許多年，直到兩位學者過世後，要靠第三位科學家的一個偶然發現才有定論。

　　1897 年，德國化學家布赫拿（Eduard Buchner）在他哥哥 Hans Buchner 的細菌學實驗室中製作酵母提取液，準備用來做免疫學研究。他先將酵母、石英和硅藻土混合，用舂臼研碎，破壞酵母細胞，使混合物呈糊狀。然後，他用帆布將混合物包裹，再用液壓機榨取不含酵母細胞的汁液。為了防止提取液中的蛋白質腐壞，布赫拿將這鮮榨的酵母汁加進濃縮蔗糖溶液中保存。原理就似果醬中的高糖分環境可以起防腐作用，延長保質期一樣。有趣地，他發現蔗糖溶液很快開始發酵，並冒起如啤酒般的泡泡——酵母提取物在糖溶液中產生了二氧化碳和酒精！這證明了儘管沒有活酵母細胞，酒精發酵仍然是有可能發生。布赫拿於《德國化學學報》發表了他第一篇關於酵母提取物的論文，題為「無酵母細胞的酒精發酵」。

　　布赫拿首次發現發酵過程並不需要生命，而是仰賴酵母細胞內的蛋白質作用，自此之後他沉醉於研究發酵化學。因為「無細胞發酵」的發現，布赫拿於 1907 年獲得了諾貝爾化學獎。他在諾貝爾演講中表示，酵母提取液中的活性成分似乎是一種化學物質——他稱之為「釀酶」的酵素。他又把動植物細胞比喻為微型化工廠，當中各單獨的車間生產著各種製成品，而酵素就充當監工。儘管布赫拿的實驗看起來很簡單，但對於往後生物化學的發展十分重要。科學家明白到，他們可以將細胞打開逐一研究內裡的有機物質，能夠在更可掌握的實驗設定下分析代謝途徑，發現生命過程是可以追溯到細胞內部許多個化學物質的互相作用。

　　現在，我們知道釀酶其實不只是單一酵素，而是許多種酵素引起一連串化學反應，環環相扣地構成醣解作用（glycolysis），過程中每個反應都由特定的酵素催化，逐步將糖轉化為酒精和二氧化碳。原來巴斯德和李比希都沒有錯，酒精發酵確實是由酵母所引起，但過程中，細胞內不同酵素令物質產生化學轉化。別忘記，這些酵素是由活酵母細胞製造。只要環境適合，酵素仍然可在細胞之外，即試管之內（*in vitro*）執行相同的催化作用。

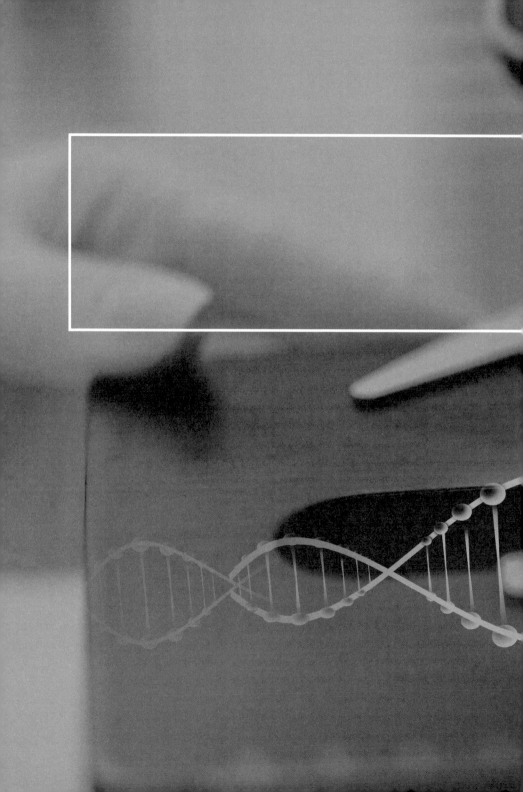

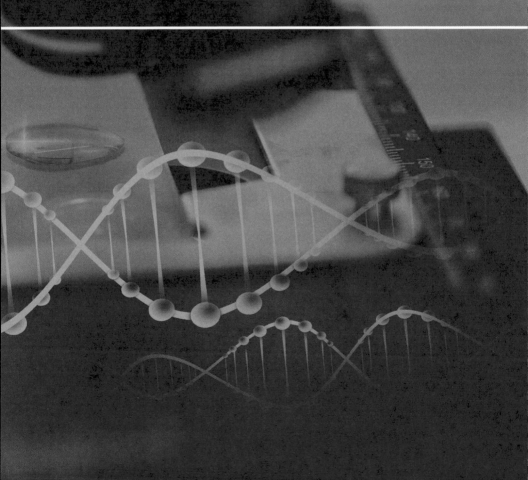

第三章

人‧菌持久戰

疫苗科技的誕生
#牛痘 #天花 #病毒載體 #mRNA 疫苗

有時候我們會用「打敗仗」來形容身體被病菌入侵而病倒,可幸是身體會在這次敗仗中獲得免疫力。即是說,痊癒後的身體並不會再被同一種病菌入侵。接種疫苗,就如為身體的免疫系統做了一次軍事演習,讓它記住針對某病菌的防禦方法,並刺激抗體產生,從而獲得免疫力。以後若真的有病菌試圖入侵身體,免疫系統就可以迅速作出反應,將病菌擊退。

由天花說起

天花病徵嚴重,傳染力和死亡率高,自三千年前埃及、中國和印度等地已經有文獻記載。最早預防天花的方法稱為「人痘接種術」,根據宋代前後的記載,醫師取天花病人皮膚焦痂,將之磨成粉末並混合麝香,然後用銀管將混合物吹入接種者鼻孔。亦有說,用針刺一下天花患者的膿瘡,再將針刺在接種者的手臂。接種者之後會出現輕微病徵,痊癒後便獲得天花免疫力。相比患上天花的死亡率,因「種人痘」意外染病死亡的風險低得多。當時人們並不知道為何這方法會有效預防天花,因為他們尚未知道天花病毒的存在,亦不知道人體免疫系統對抗傳染病的原理。幾千年來,人類對抗天花只能從失敗中嘗試與改良。

直到十八世紀，英國醫生詹納（Edward Jenner）留意到曾經感染牛痘的乳牛場女工從來不會惹上天花。牛痘是牛隻之間的傳染病，擠牛奶女工有時因為接觸染病的乳牛而受到感染，但徵狀很輕微。而當時正肆虐歐洲的天花則病徵嚴重，死亡率很高（25% 至 30%）。詹納為了驗證乳牛場女工對天花免疫的「民間傳說」，他做了一個不可思議的實驗。於 1796 年，他找來家裡園丁的八歲兒子 James Phipps 接種牛痘，待男孩牛痘康復後，詹納再為他接種天花。神奇地，男孩並沒有患上天花！這個令人非常驚訝的實驗結果，證明了人體感染牛痘後能夠對天花免疫。詹納發明了種牛痘來預防天花的方法，比由東方傳來的種人痘法更安全，疫苗概念自此誕生。牛痘病毒與天花病毒非常相似，兩種微生物屬近親。接種牛痘後，除了對牛痘免疫之外，身體製造出來的抗體亦能夠抵抗天花病毒。

一般疫苗種類及原理

儘管生產疫苗會因為安全與法例規管而需時很長，但製造疫苗的各種技術並不太困難。疫苗含有某種毒性已被削弱的病原體（致病的微生物），或者是在微生物表面，會觸發人體免疫反應的特定蛋白質，即「抗原」。

滅活疫苗所用的是已死的微生物的完整「軀殼」。製作這種疫苗時通常會用加熱、化學方法，或用輻射殺死病原體，留下其完整外形。也有些疫苗會將病原體裂解，並將能刺激免疫反應的抗原蛋

白提純，成為組分疫苗（或稱次單位疫苗）。這些疫苗的好處是，由於所注射的微生物已經死去，因此出現感染症狀的可能性是零。

減活疫苗是毒性減弱但仍存活的微生物。理論上，它在人體內的複製能力大減，不會引起嚴重病徵，但足以刺激免疫系統產生抗體。經典例子是 1970 年代日本發明的水痘疫苗。製作這種疫苗，科學家先從感染者身上分離水痘帶狀疱疹病毒，然後在實驗室利用細胞培養技術在試管中培養病毒。在完全受控的環境中，病毒「一代傳一代」，由一支試管傳到第二支試管、第三支、第四支⋯⋯如此類推重複多次培養下一代病毒。最終，原先有毒性的病毒因習慣了「舒適生活」而突變，喪失導致人類嚴重病發的能力。過程就跟古人將兇猛的野狼馴養成現代溫馴的家犬相似。

新型疫苗

自 2019 年末開始於全球各地大爆發的新型肺炎（COVID-19）[1]，其高傳染力加上當時的「隱形傳播者」令各國極難控制疫情，可隨時釀成醫療體系崩潰。各國政府急需開發疫苗以解決當下危機，又緊急核准藥廠以史無前例的速度推出多種新一代疫苗。其中 mRNA 疫苗[2]含有新型冠狀病毒表面棘蛋白（抗原）的 mRNA（信使 RNA，詳見〈4.4 雞與雞蛋問題〉），這種疫苗的作用原理，是靠人體細胞內的蛋白質合成機制，透過核糖體執行 mRNA 的指令產生抗原，從而引發身體的免疫反應。mRNA 的物理性質脆

弱，因此科學家須用脂質納米顆粒將 mRNA 包裹保護。這些納米顆粒就像非常小的肥皂泡，帶著 mRNA 在接種者的體內飄遊，這樣可以保護 mRNA 免被身體內的酵素破壞，亦容易通過細胞膜，幫助細胞吸收 mRNA。

同樣是應用 mRNA 的原理，正在開發中的疫苗還有自擴增 RNA 疫苗（saRNA 疫苗），它的特點是在目標抗原 mRNA 之外，加入了病毒「mRNA 複製酶」的遺傳資訊。接種者的細胞一旦製造了這個酵素，就會自行將抗原 mRNA 大量複製，從而加快生產更多的病毒棘蛋白，驅動身體的免疫力。這意味著 saRNA 疫苗可以用更小的劑量來獲得與單純 mRNA 疫苗相同的免疫效果，降低每支疫苗的成本。

mRNA 疫苗的優點是可以快速製造和量產，科學家不需要在實驗室用雞蛋或其他動物細胞去培養病毒，亦不需要花時間生產特定的蛋白質抗原，而是只要人工合成編碼所需病毒蛋白質的 mRNA。一旦將之注射到人體，細胞就會自行生產相應的抗原。但是，這種疫苗的缺點是需要在低溫下保存才能保持穩定，存儲和運輸成本因而增加。

1　2019 冠狀病毒病（Coronavirus disease 2019）是一種由嚴重急性呼吸系統綜合症冠狀病毒 2 型（縮寫：SARS–CoV–2）引發的傳染病。

2　在 2020 年 12 月之前，mRNA 疫苗從未曾使用在人類身上，但早在 1990 年代已經有人用實驗室動物做 mRNA 流感疫苗的研究。因此，科學家實際上已經累積了有關技術的經驗，才使這種新疫苗以史無前例的速度推出。

　　另一種大同小異和較多人關注的還有病毒載體疫苗。病毒載體是一種常用的分子生物學工具，例如透過腺病毒能感染人類細胞的機制，將想要的遺傳物質帶入人體細胞，換句話說，就是將腺病毒改良成為運載工具。在新型肺炎疫苗的例子中，科學家把腺病毒改成能夠運送新冠病毒基因的載體。注射疫苗後也是靠人體的細胞機制，自行產生新冠病毒棘蛋白抗原，再而誘發免疫反應。

　　腺病毒本身的遺傳物質是由雙股 DNA 組成，但新冠病毒是一種單股 RNA 病毒。因此，科學家要先把新冠病毒抗原的 mRNA 逆轉錄成 DNA，然後將其插入載體病毒的基因組中。逆轉錄指的是通過逆轉錄酶以單鏈 RNA 為藍本，轉錄合成雙鏈 DNA 分子。與此同時，腺病毒的致病能力亦會被剔除。也就是說，這個表面看來能夠感染人體細胞的腺病毒，進入身體之後卻不會繁殖，所以不會致病之餘還將新冠病毒的抗原基因「偷運」到人體細胞中。

　　腺病毒作為載體的潛在問題是，如果接種者以前曾經感染過這種病毒，就有可能對它有一定程度的免疫力。即是說，他們的身體會有抗體來對付這個病毒載體，可能會降低疫苗的效力。要避免這個問題，有一些疫苗就會使用其他種類的腺病毒為載體，以此避開人體內原有的抗體，以免疫苗在發揮作用前就已經被人體內的免疫系統消滅。

受非議的疫苗實驗

身為醫生，詹納當時刻意在兒童身上種痘令他染病，若果以現代的標準來看，將人當作白老鼠，更在未成年小童身上做「生死攸關」的實驗，似乎有違科學道德。在那個時代，詹納的做法飽受抨擊，不過他最受人非議的地方不是倫理問題，而是「違反自然」。小童不是擠牛奶女工，他本身會惹上牛痘的風險其實很低。而且人們認為只有神才有安排誰會因患上天花而死亡的決定權。當時大眾都不太接受種牛痘的概念，他們聽到要染上牛的疾病便覺得很噁心，更害怕種過牛痘後會長出牛角！

以現代的角度來看，詹納的做法除了關乎科學道德之外，也提醒了我們要著重實驗前的安全風險評估。事實上詹納當時在背後已經做過許多功夫，亦已經在成年人身體做過類似測試，累積了實驗數據，所以他在小童身上種痘之前是很有信心會成功。他發表文章公開經驗，又向國內外推廣種牛痘，總算是實踐了科學精神。相比傳統的種人痘術，他知道種毒性較溫和的牛痘會更安全，並且會為人類帶來相當大的福祉。天花曾經是地球上最可怕的傳染病之一，最終在 1979 年絕跡於地球。今天，我們亦多虧各種疫苗的發明拯救了無數性命。

生物科技
時光機
當 科 幻
成 為 事 實

生物科技的挑戰

　　與詹納當初發明的第一支疫苗比較，現代生物科技降低了新疫苗開發的時間與金錢成本，為人類在與傳染病的持久戰中帶來希望。但是，更大的挑戰在病菌突變的速度，本港在「復常」後不久，已經有微生物學專家揚言大流行肆虐必會重臨。萬一現有的疫苗不能對付下一個傳播力更強、殺傷力更大的變種病菌，那麼研究員又需在實驗室「撤重設掣」，從頭研發新疫苗。

　　新型肺炎大流行曾經令全球各地經濟差點完全停頓。無論如何，疫苗是保障民眾健康最重要的公共衛生措施之一，研發新疫苗必須在為提供有效疫苗的迫切期望與維持科研道德之間取得平衡，保障參與研究測試的志願者安全和福祉。傳統上，疫苗開發需要花費數年甚至十數年的時間，過程包括嚴格、有系統和可量化的試驗步驟，以滿足安全、功效和質素的要求。疫苗是為了保護健康的人免受疾病感染，這與醫治重症病人時或會容忍使用引致嚴重副作用的藥物的情況有所不同。所以，任何因接種疫苗而引起的不良反應甚至健康危害都是不能容忍的。

#牛痘 #天花 #病毒載體
#免疫系統 #白血球 #抗原 #抗體
#過濾性病毒 #傳染病 #病原學
#痢疾 #細菌感染 #噬菌體治療
#寄生 #互利共生
#溶菌酶 #抗生素 #青黴菌
#鏈黴素 #抗生素抗藥性
#牛痘 #天花 #病毒載體
#免疫系統 #白血球 #抗原 #抗體
#過濾性病毒 #傳染病 #病原學
#痢疾 #細菌感染 #噬菌體治療
#寄生 #互利共生
#溶菌酶 #抗生素 #青黴菌
#鏈黴素 #抗生素抗藥性
#牛痘 #天花 #病毒載體
#免疫系統 #白血球 #抗原 #抗體
#過濾性病毒 #傳染病 #病原學
#痢疾 #細菌感染 #噬菌體治療
#寄生 #互利共生
#溶菌酶 #抗生素 #青黴菌
#鏈黴素 #抗生素抗藥性
#牛痘 #天花 #病毒載體
#免疫系統 #白血球 #抗原 #抗體
#過濾性病毒 #傳染病 #病原學
#痢疾 #細菌感染 #噬菌體治療
#寄生 #互利共生
#溶菌酶 #抗生素 #青黴菌
#鏈黴素 #抗生素抗藥性

細胞兵團

#免疫系統 #白血球 #抗原 #抗體

　　免疫系統是個由我們身體細胞、組織和器官所組成的複雜防衛網絡，可以識別和記住數百萬個不同的「外來入侵者」（即抗原），例如細菌、病毒、寄生蟲和真菌等。身體受抗原刺激會作出一連串的免疫反應，產生抗體將抗原中和，或者將它們標記，然後再指示其他免疫細胞將它們殲滅。

　　白血球是免疫系統的一部分。其中除了淋巴細胞（又可細分為T細胞和B細胞）負責記住和辨認以前曾經入侵的異己，和負責防衛的吞噬細胞吞噬侵入的病菌之外，還有許多其他不可或缺的細胞，連繫防衛系統內各「部門」互相作用，維持身體的健康。

免疫反應原理

　　如果把身體的免疫系統比喻為一個國家的國防部，在血液中「巡邏」的吞噬細胞，當它們發現抗原入侵時會發出警報，命令淋巴細胞產生抗體——抗體是一種外表似Y形的蛋白質，又稱為免疫球蛋白（immunoglobulin），其Y形的分叉兩個頂端上各有一個稱為抗原結合位的特別結構，針對一種特定的抗原表位。抗體透過這兩個位置與抗原非共價鍵 [1] 結合，就像一把鑰匙只能開一把鎖同樣專一。抗體就是這樣把侵略者標記「tag」出來，再靠巨噬細胞（屬一種吞噬細胞）消

1　　非共價鍵包括：氫鍵、范德華力、電荷作用和疏水作用。

滅。巨噬細胞首先吞噬並分解入侵物，再將其抗原呈現在自己的細胞表面，激發身體的免疫反應，進而激活 T 細胞。T 細胞就如軍隊內的教官，負責訓練士兵 B 細胞，令它們大量增殖，並發展成為能執行獨特戰略任務的漿細胞和記憶細胞。漿細胞能快速繁殖，並分泌大量抗體來對付入侵的抗原。而記憶細胞在身體內壽命較長，當它們識別到同樣的抗原再次來襲時，就能夠更快作出免疫反應，產生更多抗體去狙擊抗原，避免身體出現病徵，這就是我們身體獲得免疫力的原理。

接種疫苗會觸發身體的免疫反應，就像為我們的防禦軍做了一次演習，令免疫系統記得並學懂針對該特定病菌的戰略，之後就能識別和抵抗真正來襲的病菌。對於某些病毒例如水痘，疫苗所誘發的免疫力可以持續一生。但對於其他病菌，免疫力卻會隨著時間而消失。又例如流感病毒容易發生突變，導致病毒的抗原外表產生些微變化，足以令現有的抗體無法識別，因此我們需要每年接種新的流感疫苗。

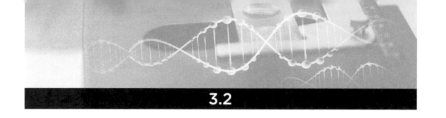

斑駁煙葉

#過濾性病毒 #傳染病 #病原學

　　自十八世紀末，疫苗開始慢慢發展，有一些是在人們知道病毒存在之前就已經發明出來。例如英國的詹納發明了種牛痘來預防天花，但他當時並不知道天花和牛痘是由病毒引起的。法國的巴斯德於 1885 年發明瘋狗症疫苗，他知道瘋狗症致病原比細菌還要細小，但他的光學顯微鏡並不能夠讓他看清其真實面貌，而且當時還未有病毒這個概念。

斑駁煙葉

　　今天我們知道病毒可以存在於空氣、海洋和土壤中，其中只有一小部分會致病。然而，人類對病毒的研究並非始於醫學，而是在植物學研究。面對這些神秘的致病原，人類並不孤單。十九世紀後期，在煙草植物中出現了一種傳染病，受感染的樹葉組織壞死後，會令葉面變色，形成如馬賽克的斑駁紋理，導致植物發育不良，當時的荷蘭煙草農業正陷於這場煙草花葉病（tobacco mosaic disease）的災難。農業化學家邁耶（Adolf Mayer）開始先是仔細研究影響煙草植物生長的土壤、溫度、陽光等環境因素，但是找不到任何頭緒。然後，他嘗試尋找可能感染樹葉的寄生蟲或真菌，但也是沒有發現。最後，他將染病的煙葉壓碎以提取汁液，並用毛細

玻璃管將之接種到健康植物的葉脈中，結果令植物染上了花葉病。邁耶深信是有某種微生物在植物內繁殖，因此，他回到實驗室，試圖從生病煙葉的汁液中培養細菌，看看能否找出致病原，但是他試盡了所知的細菌都不能令植物染病，無法驗明病菌的真身。

在 1880 年代，邁耶是第一位為了煙草花葉病進行微生物實驗的人，儘管他的實驗以失敗告終，但他堅持這個傳染病是由某微生物引起的觀點；而他的確證實了受感染煙葉的汁液中藏著引發這個病的「因子」，只是他沒法揪出罪魁禍首。在差不多時間，俄羅斯聖彼得堡的伊凡諾夫斯基（Dmitri Ivanovsky）亦在研究煙草花葉病，但他做的實驗跟邁耶的略有不同。他用陶瓷過濾器來過濾患病樹葉的汁液，這種過濾器的孔徑非常小，可以過濾細菌，所以當時的微生物學家都相信大多數病原體不能通過這種精細的過濾器。但是，他發現他以為已經「除菌」的濾液仍然具有傳染力，能夠感染健康的植物。他反覆檢查過濾器，確定它沒有洩漏和破損，這表示該病原體比細菌小得多！伊凡諾夫斯基是第一個學者證明引起煙草花葉病的感染源頭乃比細菌更細小的物質[1]。面對這個令人驚訝的新難題，深信病菌學說的他認為是因為有細菌分泌了毒素並溶解在葉汁中，所以那些無菌濾液仍能夠感染其他植物。

荷蘭科學家拜耶林克（Martinus Beijerinck）也做了同樣的實驗，並肯定這個致病原可以穿過陶瓷過濾器。他把「帶病的」葉汁

1　病毒能夠通過用來過濾細菌的陶瓷過濾器，這發現是科學家最初把病毒稱為「過濾性病毒」的原因。

濾液用酒精處理，乾燥儲存三個月後，發現它還有傳染力，這證明致病原不可能是細菌。他還觀察到，即使他稀釋了葉汁，但是它的感染力並沒有減少，這顯示致病原不單純是一種毒素或化學物質。此外，他清楚指出，這致病原不能夠獨立生長，但是在植物細胞內有某種複製能力。1898 年，拜耶林克從一系列實驗得出結論，煙草花葉病的致病原的本質與當時所認知的微生物不同。他確信這是一種比細菌更小的新型傳染因子，形容它為「具有致病性的活液體」，並將它命名為「病毒」，源自拉丁語毒液的意思。

挑戰病原學說

在那個時代的病原學概念中，許多已知疾病是由他們稱為病原體的細菌所引起，例如炭疽菌和結核菌。而發現這兩種細菌的微生物學家柯霍（Robert Koch）就提出了以下法則去幫助確認病原體：一、在生物染病的部位必須找到大量微生物；二、該微生物必須能從染病的生物中分離出來，並在純培養中獲得；三、該純培養細菌接種到健康的生物後會引起同樣的疾病；四、該病原體必須能夠從接種後染病的生物中，用細菌培養方法再次分離出來。另一方面，微生物學家都相信陶瓷過濾器能夠阻隔絕大部分的細菌，他們都深信可以從每種傳染病中識別出一種微生物，並且可以在顯微鏡下看到。正是拜耶林克願意挑戰當時普遍認為「所有傳染病都是由微生物引起」的觀點，堅持煙草花葉病的致病原不是細菌，最後，他與邁耶和伊凡諾夫斯基都成為了病毒學先驅。

即使到了今天，「病毒到底是不是生命」這個課題仍然很難用三言兩語向一般人解釋得明白。況且在十九世紀末，因為還未有辦法可以看見病毒的真身，相信當時的微生物學家應該也頗困惑。他們對這種不是由細菌引起的傳染病的描述亦有點混亂，究竟引起煙草花葉病的傳染原是個太微小的細菌，是細菌分泌出來的有毒分子還是其他東西？面對這些很根本的問題，那時微生物學家仍未解答得到。直到後來電子顯微鏡的發明，我們才終於看到病毒的廬山真面目。

煙草花葉病毒是第一個被測定結構的病毒，X 光晶體學家羅莎琳・富蘭克林（Rosalind Franklin）於 1950 年代發表了十多篇關於這病毒結構的文章，她發現這個微小病毒顆粒呈細長空心的棍狀 [2]——由二千多個蛋白質分子以螺旋狀排列組成的外殼——包圍著單螺旋 RNA 分子。而事實上，煙草花葉病毒在病毒學史中一直佔據著相當特殊的地位，作為史上第一個被發現的病毒，它在不同的科研範疇中亦拿了不少的第一。例如 RNA 作為可以儲存遺傳資訊的生物分子，是如何控制蛋白質合成等分子層面的研究和發現，這個病毒都有份「參與」。

病毒是如此細小和奇特，以至於眾科學家需要大半個世紀的時間才能確定它的存在。了解病毒的結構是了解其功能的關鍵，科學

2 以研究 DNA 結構而聞名的富蘭克林製作了一個煙草花葉病毒模型，並在 1958 年布魯塞爾世界博覽會上展出。

家弄清楚病毒存在之後，終於可以一步步地去探究它們感染細胞的原理，進而去找出如何能夠阻止病毒傳播的方法，和往後我們可以反過來利用它來治病，和進行基因工程等研究。

敵人的敵人就是朋友

#痢疾 #細菌感染 #噬菌體治療

科學家在十九世紀末二十世紀初發現病毒，起初只知道它是體積小得無法想像的傳染因子。而他們最關注的當然是那些會感染人類令人生病的病毒，或是感染農作物和牲畜的病毒。今天，我們聽過很多臭名昭著的病毒，例如沙士、伊波拉、漢他和愛滋病毒等，變種病毒更令人聞風色變。但其實世上也有好的病毒，早在第一次世界大戰期間便發生了一個關於「說好病毒」的故事。

擊敗細菌的新武器

戰爭很殘酷，在一戰期間，即科學家發明抗生素之前，醫生只能靠洗傷口來治療傷兵身上的感染，太嚴重的則可能要截肢。1917年，法國微生物學家德雷勒（Félix d'Hérelle）發現了一種可以消滅細菌的東西。這個威力強大的物質不是抗生素，而是一種不會攻擊人類或其他動植物的病毒——一種只以細菌為宿主的噬菌體。

當時德雷勒正調查在法國兵團內爆發的痢疾[1]，他在實驗室如臨大敵般分析來自士兵的樣本。他用「尚柏朗過濾器」[2]處理從痢

---

1 一種由痢疾桿菌（亦稱志賀菌，Shigella）感染所引發的嚴重腸胃炎。

2 尚柏朗過濾器（Chamberland filter）即是前文提及的陶瓷濾水器，由巴斯德的助手尚柏朗（Charles Chamberland）所發明，最初目的是生產不含細菌的過濾水，以用於巴斯德的實驗。

疾康復過來的士兵的糞便樣本，收集了無菌和透明的濾液，再將之
與新鮮的痢疾桿菌樣本混合，並接種到培養皿上。細菌開始生長，
但幾個小時後，德雷勒發現培養皿上本應該不透明的菌落中形成了
一些奇怪的半透明斑點。他在這些斑點內抽取樣本，再將它與細菌
混合，令培養皿上形成了更多半透明斑點。憑這個實驗結果，德雷
勒得出以下結論：那些斑點是細菌的「戰場」，病毒殺死痢疾桿菌
後留下半透明的殘骸。德雷勒相信這個發現具有革命性的意義，甚
至認為這種病毒應該擁有自己的名字。他將病毒稱為噬菌體，意思
就是吞食細菌的物體。

　　1917 年，德雷勒為此發現發表了一篇通訊文章，題為〈一種
對抗痢疾桿菌的隱形微生物〉。他指出，有種能夠殺死痢疾菌的
「拮抗物質」出現在痢疾康復者的腸道內，但在患者和正常人的腸
道內則沒有。它可以通過尚柏朗過濾器並保持活性，其殺菌威力還
能夠連續反覆傳播，因此它必定是一種活生生的微生物。在沒有痢
疾菌的條件下，它不能夠在任何人工培養基上生長，因此它必須是
某種寄生在細菌中的微生物——這就是噬菌體。並且，最值得注意
的一點是：這個隱形的微生物能夠神奇地令實驗室兔子對致死劑量
的痢疾菌產生免疫。也即是說，噬菌體可能是細菌性疾病的「免疫
劑」，這是令人振奮的發現！當有噬菌體能針對地殺死痢疾菌，即
意味著很可能亦有其他病毒能專門殺死其他病菌。因此，德雷勒認
識了這位可對抗致病細菌的「剋星」——隱形的新朋友。

當時噬菌體的概念是如此奇怪和新穎，以至於一些科學家無法相信，德雷勒卻毫不猶豫地打算用噬菌體為人治病。1919 年，他走進巴黎的一家兒童醫院，告訴醫生他治療痢疾的新方法。為了驗證他的療法可以安全用於病童身上，他在醫院醫生面前喝了一瓶噬菌體。第二天，他完好無缺、精神奕奕地回到醫院。醫生們見這個古怪科學家沒有絲毫不適，便同意讓他嘗試用噬菌體來治療醫院內幾個病危的痢疾病童。德雷勒給每個病人喝一瓶純噬菌體，結果治療很成功，這些小童幾天後便康復出院。噬菌體旋即被吹捧為最新的神奇藥物，被運往世界各地用來治療各種的細菌感染。

但是，使用活病毒做藥物的概念始終令許多醫生感到不安。與此同時，德雷勒的工作不斷受到許多科學家抨擊，當中包括 1919 年諾貝爾生理醫學獎得主博爾代（Jules Bordet），他認為德雷勒口中的噬菌體只是細菌內某種化學物質，在生物過程中觸發和釋放出來殺死某些細菌。他們的爭論持續多年，直到 1940 年代發明了電子顯微鏡，科學家終於觀察到噬菌體的真身，才確定它真的存在。

科學家將噬菌體與大腸桿菌混合，透過強大的電子顯微鏡，他們看見噬菌體攻擊細菌的影像。噬菌體有個狀如盒子的蛋白質外殼，內裡盤繞著 DNA，尾部有一組看起來像蜘蛛腳的尾絲使它們附在細菌表面。驟眼看，情況就像個機械著陸器坐落在月球表面一樣，然後噬菌體在大腸桿菌的外膜上刺一個洞，注入自身的

DNA。細菌隨後會產生病毒基因組，而不遵從自己的遺傳指令。噬菌體就是這樣干擾細菌的正常運作，因而有效地阻止感染。

重新出現的噬菌體治療

隨著 1930 年代發現抗生素，噬菌體治療的熱潮到了 1940 年代便漸漸結束。當時的醫生認為抗生素是生物科技所生產的化學藥品，較可靠和容易使用，而且能非常有效能地清除感染。製藥公司因此很快便放棄了德雷勒的噬菌體，紛紛生產更多的抗生素。不過，德雷勒的心血並非完全白費，因為那時候的前蘇聯集團國家缺乏青黴素等藥物，德雷勒於是在 1934 年去了前蘇聯格魯吉亞協助設立噬菌體研究所，那裡一直有研究與應用噬菌體治療至今。只是冷戰阻止了蘇聯科學家與世界其他國家的交流，因此西方醫學界並沒有注意到噬菌體治療的發展，這技術便幾乎完全被忘記了。

抗生素抗藥性細菌是當今全球最大的醫療問題之一，單在 2019 年就有超過 120 萬人直接死於這些超級細菌的感染，被遺忘近一個世紀的噬菌體治療再次受科學家的注意。國際間醫生與噬菌體專家合作，為細菌感染患者找出細菌株，度身設計合適的特定噬菌體「雞尾酒」。噬菌體治療主要的困難，是每個患者都可能感染了獨特的細菌株組合，因此每個案例都可能需要完全不同的病毒組合以治療，這意味著它不能如一般成藥一樣大量生產，難以降低製藥成本。可幸的是科學家可以利用 DNA 測序技術，快速確定細菌特定基因的核苷酸序列，甚至是其整個基因組，然後從病毒資料庫

找出靶向細菌的噬菌體作治療。最近甚至想出用基因編輯噬菌體的方法，成功治療多重耐藥細菌感染的案例。

　　相信在不久的未來，抗生素不再是我們唯一對抗細菌的武器。地球上有數以億計的噬菌體，數萬年來它一直與它的細菌宿主共同演化。科學家目前仍在發掘更多和我們一起抗禦細菌的病毒好朋友，為更多病人醫治細菌感染。

與病毒共存

#寄生 #互利共生

　　流行性感冒、愛滋病、伊波拉出血熱、沙士……「病毒」因為各種可怕的傳染病而聲名狼藉。其實病毒的構造簡單得很：只是一小片由蛋白質外殼包裹著的遺傳物質。教科書描述病毒為一種需要依賴宿主細胞的寄生「微生物」，但是又將它定義成介乎死物與生物之間、「半活著」的東西。因為它沒有能力自我複製，生命週期內每個階段都完全依賴宿主，借助宿主細胞來繁殖，同時對之造成傷害。

　　我們日常所認識的病毒大多不受歡迎，例如新型冠狀病毒（SARS-CoV-2）導致的新型肺炎（COVID-19），令全球秩序大亂了數年，這更令人懷疑：病毒會否消滅人類？然而，大多數病毒並非都是殺人的病原體，地球上大約有 10^{31} 種病毒，已知只有大約1,000 種會導致人類患病。因為引起重病對病毒來說，其實一樣不受歡迎，尤其是如果宿主在傳染其他人之前便死去，病毒便無法及時複製和擴散，這顯然對我們和病毒來說都是壞事。只要比較一下沙士和COVID-19 兩個大流行的持續時間、傳播速度、病徵和死亡率，大概便明白。

　　病毒在自然環境中無處不在，與宿主互利共生：它們從宿主身上獲得所需資源來複製，而不會對宿主造成任何傷害。簡而言之，絕大多數的病毒都不會引起疾病，更可能會提供好處給宿主。它們存在於地球上每一個生命體中，包括動物、植物、細菌，甚至在其他病毒之中，而宿主完全不會為意；它們亦遍布於環境中，包括土壤、海洋、

空氣，甚至宇宙。因此，病毒可說是地球上最成功的物種。它們在我
們的身體內影響著我們的生理和心理健康、調節腸道微生物生態，還
有助對付超級細菌。通過 DNA 測序等生物科技，我們認識到病毒在地
球上所有物種的起源和演化中發揮著重要作用，甚至是我們基因組的
一部分。

　　原來，我們一直都與病毒共存。

盤尼西林
#溶菌酶 #抗生素 #青黴菌

在抗生素出現之前,那些我們現在認為輕微的細菌感染都可能無法治癒,甚至可以致命。1928 年蘇格蘭細菌學家弗萊明(Alexander Fleming)偶然發現了一個發黴的培養皿,開啟了長達 20 年改變現代醫學的旅程——研發世界上第一個抗生素盤尼西林。但是,為什麼要花這麼長的時間才做到呢?

抗菌藥物的發展,一直是醫學和生物學的熱門話題。但其實弗萊明第一個重大發現並非盤尼西林。故事要由第一次世界大戰期間說起:當時弗萊明在皇家陸軍醫療隊當軍醫,他親眼見到許多手足死於無法控制的傷口感染。當時治療傷口感染用的苯酚和過氧化氫(俗稱雙氧水)等消毒藥水僅對淺層損傷有用,但用於傷口深處時反而有害。這些消毒劑不能夠殺死傷口深處的厭氧細菌,更糟糕的是,它們還會殺死白血球細胞,實際上降低了傷兵身體的自然抵抗力。退役後,弗萊明回到倫敦聖瑪麗醫院的實驗室繼續他的研究。戰時的經歷令他確立了研究目標,希望找出對人體無毒的殺菌物質。

1921 年某日,患了感冒的弗萊明當時沒有考慮社交距離或在家工作「work from home」,他如常回到實驗室並即興地培養他的鼻水樣本,這位好奇心很強的科學家很樂意測試任何可能殺菌的

東西。他把鼻水樣本滴在培養皿後，便將之擱在實驗台一旁。幾日後，培養基上生長出大量細菌菌落，但是接種了鼻水的區域則沒有細菌生長，留下一個透明的無菌圈，似乎鼻水中有某種物質將細菌溶解了。弗萊明繼續這個有趣的實驗，測試了眼淚、唾液和膿液等分泌物。原來我們體內有種弗萊明命名為溶菌酶的蛋白質，能夠破壞一些微生物的細胞壁，防止其傷害身體，賦予我們抵抗力。可惜他隨後的實驗發現，溶菌酶的抗菌性能頗弱，只對少數無害細菌有效，對感染人類的致病原幾乎沒有影響，用途有限。儘管如此，這並沒有令他放棄尋找抗菌藥物，更為他下一個重大的發現奠定基礎。

抗菌劇本重演

1928 年秋，弗萊明度假後回來，他望著放滿培養皿的實驗台，留意到窗邊有幾個原先種了葡萄球菌的培養皿受灰綠色的黴菌污染了。黴菌菌落周圍沒有細菌生長，形成清晰的無菌圈。這畫面與他發現溶菌酶時的觀察相似，顯然是黴菌阻止了細菌的擴散！弗萊明興奮地著手培養這種黴菌，期望找出殺死細菌的抗生素。[1]他花了幾星期培養出大量黴菌，很快便將它分離出來，並確認為青黴菌屬。[2]弗萊明用自己發明的靈敏滴定法[3]，在青黴菌培養液中確定阻止葡萄球菌生長的抗生物質，並命名為盤尼西林。

---

1 抗生作用（antibiosis）是指兩種生物體之間至少對其中一種有害的生物相互作用。例如，一種微生物為了維持自己的生命而產生抗菌素去破壞另一種微生物。

2 特異青黴菌（*Penicillium notatum*）。

3 滴定是一種化學定量分析方法，通過逐滴加入已知濃度的試劑到測試溶液中，憑指示劑的顏色變化來確定反應結束。然後讀取用去的試劑容量，便能計算所測試物質的含量。

　　弗萊明就這樣發現了地表上第一個抗生素。更重要的是，他做了更多的實驗，發現盤尼西林能夠殺死不同種類的細菌，包括引致猩紅熱、肺炎、腦膜炎和白喉的革蘭氏陽性細菌。同時，它不會攻擊白血球，所以很有潛力用作抗菌藥。弗萊明於1929年在《英國實驗病理學雜誌》上發表這研究結果，但是當時的科學界卻不為所動，忽視盤尼西林的潛在價值。

　　永不言倦的弗萊明打算培養更大量的青黴菌以提取更多盤尼西林，但不幸遇到重重阻滯，這種黴菌很難「侍候」。即使他請來了幾位化學家幫助，也不能在分離和純化盤尼西林的技術上取得突破。十年過去，科學界尚未找到辦法大量生產這珍貴的抗生素，更遑論要將之用作藥物來治療病人。因此，弗萊明只能將盤尼西林的應用停留在細菌分類上。

偶然的再發現

　　弗萊明的發現被忽略多時，直到1938年，在牛津大學研究抗菌物質的弗洛里（Howard Florey）讀到弗萊明有關青黴菌的論文，於是召集了一個研究盤尼西林的團隊，決心要解開這個抗生素的科學底蘊。團隊中另一位關鍵人物柴恩（Ernst Chain）與同事成功地小規模生產純淨的盤尼西林，並詳細研究其化學特性。他們做了一個實驗：把致死劑量的鏈球菌注射進一批小鼠的體內，翌日其中一半小鼠死去；而餘下的一半小鼠仍然蹦蹦跳跳的活著，這是因為牠們之前注射了盤尼西林所以倖免於難。這藥的作用機理，是

它能攻擊細菌內負責構建細胞壁的酵素，阻止它合成細胞壁中的一種肽聚醣分子，變相削弱了細胞壁的強度，使細胞很容易因為低滲透壓而脹破，阻止細菌生長和繁殖；而盤尼西林對沒有細胞壁的動物細胞的毒性則很低。

其後，被醫生形容為「神藥」的盤尼西林需求迅速增長，科學家急需大量培植青黴菌，和將有效成分提純萃取。當時製造盤尼西林的程序仍然相當複雜和昂貴，他們意識到弗萊明所用的青黴菌不能滿足市場上龐大的需求，於是嘗試四處尋找不同的黴菌來逐一試驗，期望篩選出盤尼西林產量更高的菌種。結果，他們在一個覆蓋著漂亮金黃色黴菌絲的哈密瓜上找到產黃青黴菌（*Penicillium chrysogenum*）。它能產生的盤尼西林數量是弗萊明當初發現的菌種的二百倍。憑著各方的努力，他們最終找出這種能大大提高盤尼西林產量的方法。這藥趕及在二戰期間量產以供醫治戰傷用途，使士兵因為細菌感染的死亡率從以前的接近兩成降低到 1%。盤尼西林拯救生命無數，是醫學以及生物科技史上的重要里程碑。1945年，弗萊明、弗洛里和柴恩三位學者共同分享了諾貝爾生理醫學獎。

生物反應器與發酵技術從 1950 年代開始變得先進，盤尼西林日漸可以更大規模地進行工業生產，令製藥成本降低。與此同時，化學分析和 X 光晶體學的方法亦幫助科學家了解盤尼西林分子的物理結構，催化了後來許多盤尼西林半合成衍生物的開發，例如阿莫西林和安比西林等現在廣為人熟悉的藥物名稱，用來治療各種感染。

　　科學家今天仍在改良這些抗生素的生產程序，設計出在巨型生物反應器中能夠使微生物產生最大量藥物的理想條件。以往，他們會用人工方法改變黴菌內的基因，例如利用 X 光、紫外線，以及化學物質去誘導突變。經多次重複培養、突變和篩選，令黴菌的抗生素產量倍增。近年亦有化學工程學家運用酵素定向演化技術[4]，創造出高效率的新酵素，用以生產盤尼西林分子核心結構的部件——β–內醯胺，這種創新技術有望加速新藥物的開發。

4　定向演化技術是指利用重複的基因組改造、突變、篩選和分析步驟，改良酵素或其他蛋白質的特性。這加速了酵素工程和新藥開發，取代過去一些耗能和費時的化學方法。美國化學工程師 Frances Arnold 憑她在酵素定向演化研究的卓越成就，成為 2018 年諾貝爾化學獎得主之一。

人 • 菌持久戰

#鏈黴素 #抗生素抗藥性 #多重抗藥金黃葡萄球菌

「當任何人都可以在藥房裡買得到盤尼西林時,那麼就有危險了。某些無知的人萬一用藥不足,身體內低劑量的抗生素不但沒有殺死細菌,還會讓它們產生抗藥性。」[1] 弗萊明早在 1945 年的諾貝爾獎獲獎演講中警告濫用抗生藥物的潛在威脅。

自盤尼西林問世後,各種抗菌藥的研發與使用愈來愈普及。烏克蘭裔美國微生物學家獲士文(Selman Waksman)和他的團隊,在 1930 年代末開始了一個艱苦的研究過程,致力尋找新型抗菌素。他們開創了一套有系統的篩選方法,來檢測微生物產生的抗菌物質,比弗萊明那次偶然地發現盤尼西林有效率得多。他們通過在培養基上尋找微生物菌落周圍的「抑菌圈」(inhibition zone),以篩選可能具有抗菌活性的微生物。然後,他們測試這些微生物對目標致病菌的抑制作用。這項工作可謂相當艱巨,因為他們需要逐一測試數千種分離而得的微生物的抗菌活性。然而,只有很小部分的微生物顯示出抗菌表現。接著他們進一步測試這些微生物,以確定哪些可以產生足夠數量的抗菌物質,並且對人體毒性不太大以便用於治療。

---

1   Sir Alexander Fleming. (1945). *Penicillin* [Speech transcript]. Nobel Prize. https://www.nobelprize.org/uploads/2018/06/fleming-lecture.pdf

經過多次測試，獲士文團隊有系統的篩選方法成功分離出十多種新的天然抗生物質。其中最著名的莫過於鏈黴素（streptomycin），它是首個有效治療肺結核（俗稱肺癆）的藥物。[2] 鏈黴素源於泥土裡的灰鏈黴菌，它對革蘭氏陰性菌極之有效，而且對人體無害。它干擾細菌的蛋白質合成機制，通過與細菌核糖體不可逆轉的結合，使之無法把 mRNA 的遺傳資訊轉譯成蛋白質。人類細胞內的核糖體結構與細菌的核糖體不同，因此鏈黴素能夠選擇性地抑制細菌繁殖，對人體細胞則無害。除了當時的「人類頭號殺手」[3] 肺結核外，鏈黴素也能夠治療腦膜炎、心內膜炎和肺炎等感染。因為發現第一種有效治療肺結核的抗生素，獲士文成為 1952 年諾貝爾生理醫學獎得主。

人類自古便面對各種由微生物引致的感染和病痛，在這漫長的「戰疫」中，我們因為抗生素的發明似乎曾初佔上風。但是不久，隨著這藥的過度使用，醫生開始遇到弗萊明一早預警的可怕抗藥細菌株，原有的藥物開始失去威力。顯然，細菌與人類不斷角力並且愈戰愈強，快速演化出抗藥性。其實並不奇怪，因為細菌有強大的適應力是自然不過的事。適者生存，符合了達爾文的物競天擇論。與此同時，其他科學家又發現更多抗生素。如果有細菌對盤尼西林產生抗藥性，人類好像總能夠換上新的武器，破壞細菌細胞壁或細

2　「抗生素」這名詞是由獲士文於 1941 年在期刊文章中首次使用，來描述由一種微生物產生的抗菌物質，在高稀釋度下對其他微生物的生長具有拮抗作用，有抑制甚至破壞其他微生物的能力。

3　在 1943 年鏈黴素被分離出來之前，每年因肺結核而死的人數以十萬計。

胞膜結構、阻止蛋白質合成，以及干擾 DNA 複製⋯⋯事實上，當時的藥廠還以為細菌的抗藥性對他們有好處，因為每當發現一種新藥時，他們便可以自豪地宣傳最新的抗菌靈丹。不幸的是，抗藥細菌的演化速度快得可怕，再多的新藥也只會令更多惡菌加速產生。

超級細菌的育成

這些抗藥細菌在宿主身體內最初僅佔整個微生物群的一小部分，但這形勢隨著抗生素使用量增加而改變。因為藥物殺死了毫無反抗能力的細菌，消除了抗藥細菌株的競爭，並讓它們迅速繁殖。此外，用錯或是濫用抗生素，結果很可能會誤殺了身體內有益的細菌，促使更多抗藥壞菌育成。最後，宿主體內原先只屬於一小撮的可惡的抗藥細菌便會變成大多數。

科學家在 1960 年代初發現，一旦一種細菌株演化出抗藥基因，它就可以將之傳給其他細菌。隨著非抗藥細菌被殺死，抗藥菌株有更多空間和資源茁壯成長，它不只靠複製把幫助它適應的抗藥基因遺傳給下一代，有些細菌更可以在死亡後，釋放出 DNA 供其他細菌拾取；另一些則用「接合機制」，通過菌毛連接把抗藥基因橫向轉移，如同我們在災難現場用手提電話的藍牙功能分享自救資訊給附近的人一樣方便迅速。微生物將所獲的基因加到自己的 DNA 中，從而進一步加速抗藥基因的傳播。後來，在媒體上多了一個「超級細菌」的新名詞，用來描述這些具多重抗藥性的細菌。

細菌的演化在醫院這個用藥量高的環境發生得特別快，抗生素抗藥性的真正威脅愈趨明顯。如果醫生試圖用更高的藥物劑量去對付它們，天擇將會使更具抗藥性的細菌留下來。美國曾經有一個案例，病人身上的超級細菌能抵抗超過 20 種抗生素，是名副其實的「無藥可救」。惡菌愈來愈多，使目前可用的抗生藥物變得愈來愈無效，造成病人住院時間延長、醫療費用增加和死亡率增加。

是人為造成亦是自然現象

多重抗藥金黃葡萄球菌（multiple-resistant *Staphylococcus aureus*，簡稱 MRSA）是一種幾乎對所有青黴素類抗生素，包括甲氧西林具有抗藥性的金黃葡萄球菌株。[4] 負責合成細胞壁的酵素結構發生了變異，使藥物不能與之結合，失去抑菌作用。萬一這抗藥菌株感染了人類或牲畜就難以治療。

科學界一向認為細菌的抗藥性是現代社會的現象，是源於臨床使用抗生素而產生。不過最新的研究顯示，一種超級細菌早於人類開始使用抗生素前一百多年已出現。那是名為 mecC-MRSA 的超級細菌，最初於 2011 年被科學家發現，當時一般都認為畜牧業在乳牛身上濫用這些藥物，是育成這個惡菌的罪魁禍首。

4　耐甲氧西林金黃葡萄球菌（methicillin-resistant *Staphylococcus aureus*），又稱多重抗藥金黃葡萄球菌（multiple-resistant *Staphylococcus aureus*）。

2022 年初在《自然》雜誌發表的一份大型國際合作研究報告指出，原來金黃葡萄球菌大約在 200 年前首次對甲氧西林產生抗藥性。研究團隊使用基因測序技術追蹤這種細菌的遺傳史，證據顯示它的抗藥基因大約在十九世紀首次出現。即是最初出現超級細菌的原因並不是抗生素的使用，而是一種自然的生物過程。

研究人員還發現高達六成的刺蝟皮膚上帶有這種 mecC-MRSA，他們認為細菌是為了與刺蝟皮膚上的真菌共存而產生適應性。金黃葡萄球菌與毛癬菌兩種微生物為了在宿主身上爭地盤而開戰，毛癬菌分泌自己的抗生素來抵抗細菌，但金黃葡萄球菌演化出抗藥性作為回應，成為抗藥金黃葡萄球菌。早在 200 年前，它在刺蝟皮膚上為了生存而演化，隨後透過直接接觸傳播給其他牲畜和人類。

這項研究提醒我們必須謹慎使用抗生藥物，研究人員認為由於我們今天使用的絕大多數的抗菌物質都是來自自然界，因此微生物的抗生素抗藥性很可能也已經存在於自然界中，這些藥物失去功效只是時間問題。世界各地的抗藥性細菌正上升到極危險的水平，科學家再一次警告，在人類或牲畜中濫用任何抗生素都是弊多於利。

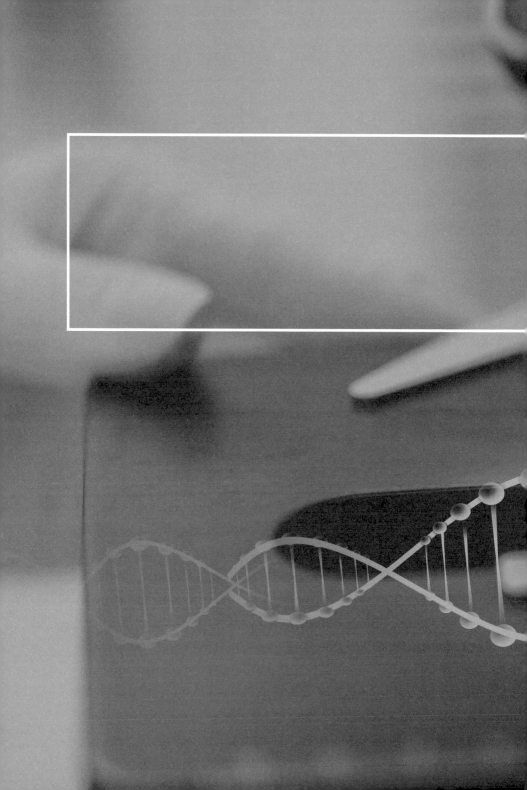

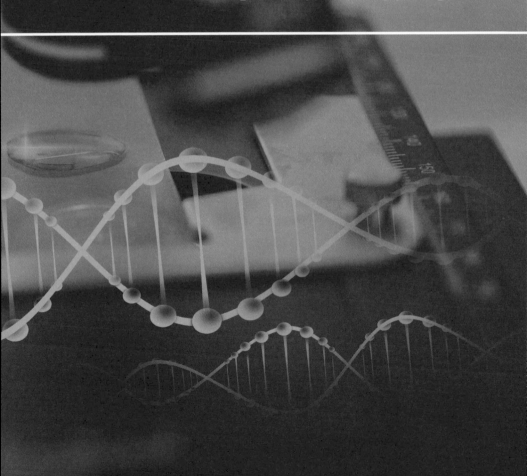

第四章

生命中
必不可少的酵素

工作酵素

#特異性 #活性位點 #誘導契合模型

目前已知有超過 5,000 種酵素，負責維持地球上所有生命正常運作所需的生化反應。酵素作為生物催化劑對它的受質（反應物）非常挑剔，亦即所謂的「特異性」。一個極高特異性的酵素只會專一地與特定的受質結合，令細胞能夠作出適當反應，以調節生理功能。

酵素的特異性由其獨特的蛋白質整體幾何形狀決定。德國化學家費沙（Emil Fischer）於 1894 年提出「鎖和鑰匙」模型來解釋酵素與受質之間的精密匹配關係，把酵素比喻成形狀精確的鎖，只有正確的鑰匙——受質——才能將之開啟。這模型說明酵素和受質都具有精確的特定幾何形狀，彼此的三維結構互補匹配，並且要完全吻合才能促成一個化學反應。

然而，現在我們已經知道酵素分子並非如鎖般硬繃繃的，它就如其他蛋白質分子一樣，具有某程度的彈性。雖然構成蛋白質的基本零件只有 20 種胺基酸，但是它們可以有幾乎無限個排列組合，因此可以形成無窮的三維摺疊結構。大自然也隨著時間演化出數千種酵素蛋白質，其三維結構都可以完美地與不同的受質結合。

可重用的小手套

　　1958 年，美國生物化學家科甚蘭（Daniel Koshland）稍為修改了鎖和鑰匙模型：酵素分子是個相對靈活的結構，當受質靠近並開始與它發生相互作用時，會誘導酵素內的活性位點不斷微妙地改變形狀。過程中受質分子的外形有時也會略微改變，在兩者完全結合前的一瞬間，活性位點會繼續微妙調整形狀，是為誘導契合（induced fit）模型。情況有如我們戴手套時，手套的形狀會隨著手指伸入而稍為改變，同時手指也會靈活地調整活動形態以便穿進手套內。活性位點中的胺基酸會不斷微調至精確的位置，令酵素能更緊密地包裹受質。最終直到活性位點內的「催化基團」與受質分子對齊，使酵素發揮其催化功能。

　　我們不會用「手套和手」模型來描述酵素的作用，因為脫下手套時，我們仍然擁有一隻完整的手。酵素的神奇威力在於它的關鍵部位：活性位點。這是酵素內一個看似口袋，具有催化能力的特定位置。該處內含分布在理想定位的催化基團，即是構成酵素的胺基酸長鏈中，組成活性位點這部分的胺基酸分子。它們與受質分子相互作用，然後發生化學反應。當反應完成，受質轉化為產物離開活性位點，酵素則會回復原本的樣子，因此酵素能夠重複工作，不斷發揮催化能力。活性位點內的催化基團來自 20 種不同的胺基酸，例如天冬氨酸的羧酸鹽基團（–COO⁻）、賴氨酸的胺基（–NH₃⁺）、半胱氨酸的硫醇基團（–SH）和組氨酸的咪唑環等。理論上，這些催化基團與化學家在試管內所用的催化劑沒有太大分別，關鍵在活

性位點比試管內溶液中隨機和無定向的碰撞優勝。換言之，酵素為
受質提供導向，而且鎖定理想的幾何形狀確保兩者吻合，亦即是引
發化學反應發生的最佳距離，這解釋了酵素如何能夠催化一個化學
反應，並能將反應速度提高數十億倍。

酵素工作日常

酵素早已廣泛用於生產發酵食品，最初都依賴微生物的酵素，
或存在於幼牛瘤胃[1]和植物中的酵素為來源。到十八世紀，科學家
開始認識胃液、唾液和植物提取物消化食物的過程。他們研究酵素
在日常生活中的用途，從中發現利用特選菌株去生產可以改良發酵
工藝的酵素，漸漸開發出篩選特性可取的酵素和提純方法。微生物
在低成本的培養基上快速生長，確保了穩定的酵素供應，因此便能
以較大規模生產酵素作工業用途。應用酵素於工業生產，比一般需
要高溫甚至加壓的化學合成節省許多能源。而很重要的一點是這隻
「手套」能夠重用，在反應結束後，酵素分子的結構沒有改變和消
耗掉，只要條件適合就可以反覆工作，不論是在細胞內或細胞外。

目前最常用在工業的酵素是各種各樣的水解酶。當中最主要
的例子是用於奶製品業的蛋白酶，第二大類是用於烘焙和食品業的
澱粉酶和纖維素酶。除了「吃」以外，另一個很大經濟潛力的市場

---

1 瘤胃（rumen）內有大量寄生微生物分解與發酵食物，幫助消化植物纖維，是幼牛消化系統中非常重
要的一部分。

是醫療和藥物開發，例如溶菌酶和幾丁質酶可以用作抗菌劑。近年有研究利用蛋白酶來治療損傷組織，如製成凝膠敷料以去除燒傷死皮，現時正在臨床試驗階段。除此之外，還有許多不同行業，如清潔用品與紙製品的生產、紡織、品質控制、廢物處理、化學合成，以至疾病診斷及檢測等，在各行業中採用的生物科技工具中，各類酵素都發揮著重要作用。

全球許多公司生產應用於各行各業的酵素，這些生物催化劑每天就在我們的日常生活中勤快地工作。然而，脆弱的蛋白質特性亦是過去商業應用更多酵素的障礙。因為它們只能在狹窄的酸鹼度和溫度範圍內維持穩定和活性，因此不適用在某些太過猛烈的工業程序。但幸好有重組DNA技術，使我們有能力修改特殊微生物的基因，開發新酵素，令以往無法商業化的酵素可以大規模地生產。隨著近年酵素工程的發展，我們甚至能夠修改酵素的蛋白結構，從而「度身訂造」全新的酵素來提高它的穩定性和催化效能，克服天然酵素的缺點。

了解酵素分子的結構和功能，不僅有助我們更深入理解生命的運作機制，也能幫助我們設計和生產更有效的工業用酵素。日新月異的生物科技令酵素的應用變得更神奇，如果配合人工智能（AI）更有望加速酵素工程領域的發展——AI在科研上並不停留於梳理文獻和管理臨床試驗數據。過量使用塑膠是現今世界最大的環境問題之一。不久前，美國的科研團隊看中了一個能夠分解塑膠的酵素——PET水解酶，嘗試透過蛋白質工程改良。團隊先運用演算法

從 2,000 個大小相似的蛋白質結構中學習，然後模擬 PET 水解酶內的 290 個胺基酸逐一突變，並比較數百萬種可能的胺基酸排列組合，以預測當中哪些突變會提高酵素的穩定性和活性。最終他們設計出一個比天然酵素效率高很多倍的「AI 酵素」，能夠降解所有 PET 類的塑膠垃圾，為回收業帶來綠色的希望。[2]

2　Lu, H., Diaz, D.J., Czarnecki, N.J. et al. (2022) Machine learning–aided engineering of hydrolases for PET depolymerization. *Nature*. 604：662–667. https://doi.org/10.1038/s41586-022-04599-z

#特異性 #活性位點 #誘導契合模型
#生物反應器
#限制酶 #修飾酶 #DNA 連接酶
#PCR #核酸檢測 #Taq 酶 #克隆
#RNA #核糖體 #蛋白質合成 #核酸
#特異性 #活性位點 #誘導契合模型
#生物反應器
#限制酶 #修飾酶 #DNA 連接酶
#PCR #核酸檢測 #Taq 酶 #克隆
#RNA #核糖體 #蛋白質合成 #核酸
#特異性 #活性位點 #誘導契合模型
#生物反應器
#限制酶 #修飾酶 #DNA 連接酶
#PCR #核酸檢測 #Taq 酶 #克隆
#RNA #核糖體 #蛋白質合成 #核酸
#特異性 #活性位點 #誘導契合模型
#生物反應器
#限制酶 #修飾酶 #DNA 連接酶
#PCR #核酸檢測 #Taq 酶 #克隆
#RNA #核糖體 #蛋白質合成 #核酸
#特異性 #活性位點 #誘導契合模型
#生物反應器
#限制酶 #修飾酶 #DNA 連接酶
#PCR #核酸檢測 #Taq 酶 #克隆
#RNA #核糖體 #蛋白質合成 #核酸
#特異性 #活性位點 #誘導契合模型
#生物反應器
#限制酶 #修飾酶 #DNA 連接酶

現代巨型發酵罐

#生物反應器

　　一間工廠如果能夠提供理想的工作環境：廠房光線明亮，空氣流通和溫度舒適，輸送帶又能不斷把零件送到每個車間，這樣便能夠讓工人無間斷和專心地製造產品。同樣，只有將生物反應器設定為合適的條件之下，微生物、細胞或酵素才能良好地工作，持續生產我們想要的產物。

　　生物反應器簡單來說是一個進行發酵或培養細胞的裝置，用來生產有用物質（例如藥物）或分解有害物質（例如污水）。要作為微生物的居所、育嬰室和工作坊，容器內必須有足夠的營養和氣體供應，確保酸鹼度和溫度穩定，讓細胞可以專注於它應該做的事：增殖。古時人們用小牛胃來盛載牛奶，直接用牛胃細胞釋出的酵素，把牛奶天然地發酵成乳酪，所製成的乳酪質素便取決於小牛胃這個「天然生物反應器」內的酵素活性。後來，發酵工藝逐漸改良，並且隨著微生物學的發展，特別是巴斯德消毒法的發明，使發酵不再單純靠運氣來發生，而是可以科學和有系統地掌握。

　　現在用於工業生產的巨型不鏽鋼生物反應器，與昔日簡陋的發酵桶的不同之處在於它配備許多高科技周邊設施：接駁管線、閥門、感應器、顯示儀器和聯網的控制系統，以密切監測反應器內的環境條

件，精準地控制整個生產過程，包括氣體（空氣、氧氣、氮氣、二氧化碳，視乎細胞是好氧還是厭氧）流量、溫度和 pH 值，甚至是攪拌速度。在最佳的生長條件下，微生物以驚人的速度繁殖及工作。

　　用來生產藥物的大型反應器可以有十萬公升以上的容量，在實驗室中則只用容量僅數公升的迷你反應器。要將實驗室裡運作順利的流程擴大至上萬倍的工業生物反應器裡，讓其同樣順利地運作，並非把所有參數直接放大比例便可成功，當中往往是一項相當複雜的任務。要靠科學家、工程師和設計師一起努力，將實驗室的迷你規模擴大到工業用途，才能夠讓微生物「安居樂業」。

DNA 剪下和貼上

#限制酶 #修飾酶 #DNA 連接酶

1950 年代初，微生物學家注意到一些細菌能抵抗噬菌體感染。噬菌體的英文名稱 bacteriophage 源自希臘文，有吃細菌的意思。但事實上，噬菌體這種病毒是將自己的 DNA 注入細菌細胞，從而騎劫宿主的細胞機制來複製更多的病毒顆粒。微生物學家深入研究細菌的抗病毒防禦機制，發現某些細菌細胞內，有一種秘密武器能夠抵抗噬菌體的劫持。他們找到稱為「限制性內切核酸酶」（簡稱限制酶）的酵素。這是一種由細菌產生的蛋白質，用來切碎入侵的病毒 DNA，因為功能上能夠「限制」噬菌體感染而得名。這個能夠剪斷 DNA 的酵素後來成為研究基因工程學的強大工具。

敵我「飾」別系統

瑞士微生物學家亞伯（Werner Arber）觀察到噬菌體在入侵某些具有抗病毒能力的細菌後，其 DNA 會降解成碎片。為了解釋那些細菌株對病毒的抵抗力，他推測細菌細胞內有一種特殊的酵素，它只會降解入侵的病毒 DNA，而不影響細菌自己的 DNA。但是這酵素是如何區分自身和外來的 DNA 呢？亞伯再作出假設，細菌細胞能夠表達[1] 兩種酵素：一種是負責識別和切割外來病毒 DNA

的限制酶，另一種是能夠識別和修飾細菌自身的 DNA 的「修飾酶」，以保護自身 DNA 免被降解。他認為限制酶和修飾酶作用於同一個 DNA 序列，並稱之為識別序列。換句話說，如果細菌細胞具有這個限制修飾系統（restriction-modification system），便能夠積極降解入侵病毒的 DNA 以抗擊感染，同時又能夠識別並保護自身 DNA 不被酵素消化掉。

亞伯的推測後來在 1968 年發表的研究報告中得到證實。他與他的團隊從大腸桿菌中分離出一種修飾 DNA 的甲基化酶，和一種能切割 DNA 的限制酶。甲基化酶在細菌自身 DNA 的識別序列上添加甲基作為標記，細菌的 DNA 就如有了一個保護盾，令限制酶無法將之切斷。但是，如果有病毒 DNA 入侵，因為沒有甲基「免死金牌」的保護，限制酶便會把它切成碎片。亞伯的研究解釋了細菌的防衛機制如何準確地保護自身 DNA。

幾年後，美國約翰霍普金斯大學的史密夫（Hamilton Smith）從流感桿菌中分離並純化了另一種限制酶，他稱之為內切酶 R。實驗結果表明這酵素只在噬菌體 T7 中特定的 DNA 識別序列內切割，它亦同樣沒有剪斷細菌自身 DNA 的識別序列。當時，史密夫還未想到限制酶用作遺傳學研究的潛力。反而他的同事彌敦斯（Daniel Nathans）以此結果為基礎繼續鑽研下去，目標是將這種酵素開發

1　「表達」是指將 DNA 中基因序列轉錄成 RNA，再將 RNA 翻譯成蛋白質的過程。見〈4.4 難與難蛋問題〉。

成研究 DNA 的工具。1971 年，彌敦斯首次示範了一個經典實驗，展現限制酶的潛力功用：利用它切割猿猴空泡病毒 40（simian vacuolating virus 40，簡稱 SV40）[2] 的基因組，把其 4,500 個鹼基對分割成 11 個不同大小的 DNA 片段，並且用簡潔得令人驚嘆的凝膠電泳方法，將這些 DNA 片段很好地分離出來。

彌敦斯更表明，當利用不同組合的限制酶消化 SV40 的基因組後，所得的不同大小 DNA 片段，可用作推斷該病毒的基因組物理圖譜，這是當時一個創新的基因組測序方法。彌敦斯示範了限制酶與凝膠電泳的組合是個多麼強大的實驗工具。這種將巨大的 DNA 分子切割成較小片段的方法稱為「限制酶消化」，應用酵素將 DNA 分子剪短成可處理的尺寸──小到可以讓科學家分開來單獨研究，但亦大到可以保留 DNA 序列中的遺傳資訊。彌敦斯的發現為現代分子生物學奠下基礎，突然間，所有研究員都想查看他們關注的生物的基因組，並運用各種可利用的限制酶來繪製 DNA 圖譜。彌敦斯的發現使研究員得以探索任何感興趣的生物基因組。在剪切基因組後，再用凝膠電泳分離和測序 DNA 片段，藉此推斷出基因組的序列。這項將限制酶消化和 DNA 測序技術結合的方法，催生了現代基因組學的興起。

由於他們的發現和原創意念，亞伯、史密夫和彌敦斯三人共同獲得 1978 年的諾貝爾生理醫學獎。亞伯描述了細菌 DNA 限制修飾

2　猿猴空泡病毒 40 是一種感染猴子和人類細胞的 DNA 病毒。

系統的生物學理論框架，並成功分離出第一個限制性內切酶；史密夫發現了能夠廣泛應用在分子遺傳學上的內切酶R；而彌敦斯則率先證明這酵素在基因測序的強大功用。三位的發現奠定了今天分子遺傳學的基礎，亦令限制酶成為分子生物學實驗室內的主力軍。

剪貼 DNA

　　細菌之間存在著非常龐大的基因多樣性，不同的細菌株會表達不同的限制酶以抵擋各種病毒的入侵。迄今我們已從不同的細菌中發現數千種核酸內切酶，每個酵素都各具極高的特異性，只會在DNA雙螺旋分子中識別某個特定序列去切割。這種酵素作為「分子剪刀」不但對細菌的抗感染能力有利，而且對於應用它的科學家來說更有莫大幫助。

　　有趣的是，限制酶能識別的DNA位點，通常是長四至六個鹼基對的迴文序列，即是在雙股DNA中屬於反向互補，並且讀取相同的序列。例如GAATTC這段DNA序列的反向互補序列也是GAATTC。有些限制酶會在識別序列以外的隨機位置切割DNA，是為第一型限制酶，而現今我們在實驗室最常用的限制酶屬於第二型限制酶，會切割識別序列內的特定位點。

　　限制酶切割DNA的方式有兩種，其中一種會在識別序列某位點上切出一個齊口的「平末端」；但大多數的限制酶會將DNA切成一個不齊口的「黏性末端」，在雙股DNA上留下一邊一小段凸出的

DNA 序列。這段凸出的 DNA 序列很容易與另一段 DNA 上的相同序列互補配對黏合（因為用了相同的酵素切割）。這時若用 DNA 連接酶將兩段 DNA 的糖－磷酸骨架互相連起，便能夠人工合成一個重組 DNA 分子。如果將限制酶比喻為分子剪刀，那麼 DNA 連接酶就是分子漿糊。這對威力強大，能編輯 DNA 的酵素拍檔，操作就如電腦命令「剪下」和「貼上」般方便！這個產生新 DNA 組合的方法稱為重組 DNA 技術，亦即是分子克隆。

重組 DNA 技術在上世紀 70 年代誕生。時至今日，限制酶已經是相當普及和理所當然的 DNA 剪輯工具。科學家依靠它去執行幾乎任何涉及分析和創建新 DNA 組合等的操作，包括基因複製、遺傳指紋分析、基因改造生物和遺傳性疾病診斷等生物科技過程。限制酶促進基因組學（例如人類基因組計劃）、表觀遺傳學以至不同領域的基礎科學研究蓬勃發展，現在它更是基因編輯技術的必需工具之一。事實上，如果當初沒有發現限制酶，我們今天所知道的基因工程技術和基因組學等領域就不會存在。我們很難想像實驗室的雪櫃裡如果沒有限制酶會怎樣。

隱形偵探

#PCR #核酸檢測 #Taq 酶 #克隆

　　「PCR」這三個字母在 2020 年初開始家傳戶曉，因為核酸 PCR 檢測是新型肺炎的黃金標準檢測方法。其實 PCR 技術自發明起已有 40 年，檢測病毒只是它眾多用途之一。即使一般人知道 PCR 是靈敏的病毒檢測方法，卻不大清楚它的原理。雖然以往 PCR 沒有引起大眾注意，但實際上這數十年來，它一直廣泛應用於各種生物學實驗，例如基因組解碼，及至藥物研發和醫學檢測，如偵測遺傳疾病等用途。

　　簡而言之，PCR 是一種用來快速合成許多個 DNA 副本的技術，在 1983 年由任職於美國加州 Cetus 生物科技公司的穆理斯（Kary Mullis）發明。他在 Cetus 公司專注於研究寡核苷酸[1]合成，但在那個年代研究 DNA 是一項很棘手的工作。他每次實驗都需要大量的 DNA，而在發明 PCR 之前要大量複製一段特定的 DNA，其中一種做法是利用分子克隆：先用限制酶剪裁出目標 DNA 片段，然後用連接酶將該段 DNA 插入一個環狀質體（plasmid）[2]，接著將這個重組質體植入細菌內，待細菌在培養皿繁

1　即短 DNA 片段。

2　即存在染色體之外的非必需 DNA。

殖數百萬倍後，再取出質體和分離出目標 DNA 片段，過程相當費時。即使穆理斯能夠順利萃取出想研究的 DNA，但通常分量都會太少，以至實驗半途經常會因為 DNA 樣本不足而不能夠繼續。

靈感奔馳公路

穆理斯不停思考著如何在短時間內快速複製 DNA。一個星期五晚上，他如常在公路上駕駛著私家車，準備與女朋友前往山上的小木屋共度週末。公路兩旁連綿不斷的路燈彷彿是長長的雙鏈 DNA，或許就是這景致激發起他的創意。路燈不斷地往後移動，穆理斯的腦中就想著白天做的實驗。忽然他靈機一觸——為何不用酵素直接複製 DNA？即是把這個過程放在細胞之外進行。他駕駛著的車猶如 DNA 聚合酶，每盞路燈代表一個核苷酸，聚合酶每駛經一盞路燈，便會為對行線配對相應的核苷酸。這樣的話，只要不斷為酵素提供可用的材料，便可無限量複製 DNA，而不用花時間等待細菌的繁殖週期。

PCR 的全名「聚合酶連鎖反應」(polymerase chain reaction) 扼要地說明了這個技術的機制。它應用 DNA 聚合酶重複地催化 DNA 的合成反應，在每次 PCR 循環後，便會把每一個 DNA 分子複製成兩個 DNA 副本，而每個副本都可以再次複製。這樣一變二，二變四，四變八……DNA 數量連鎖反應放大下去，直到試管內合成 DNA 的零件，即是核苷酸 A、T、C、G 消耗盡為止。

　　PCR 的流程簡單，首先把試管內的所需材料加熱到攝氏 90 度，高溫會將連接雙鏈 DNA 之間的氫鍵打斷，分開成兩條單鏈 DNA，這兩條 DNA 單鏈便成為用來複製的藍本。之後冷卻到攝氏 55 度，讓「DNA 引子」與 DNA 單鏈結合。引子是個預先合成的短 DNA 片段，通常約長 20 個鹼基。它準確地標記須複製的區域，即是目標 DNA 兩端的鹼基排列，並讓聚合酶與之結合。接著再升溫至攝氏 70 度，然後聚合酶便會由引子開始，依循鹼基互補原理，用試管內的核苷酸組裝一條新的互補鏈。就是這樣，原本一個 DNA 分子變成兩個一模一樣的 DNA 分子。然後反覆進行這個升溫、降溫的 PCR 循環。如是者，DNA 分子數量指數級遞增，循環十次就可得到大約一千倍（2 的十次方）的 DNA 副本。30 個循環後就生產出超過十億倍分量的 DNA。一個 PCR 循環只需幾分鐘，也即是說，如果實驗室有足夠的材料，只需一個下午的時間便能夠把 DNA 大量倍增。相比需要整個星期繁複操作的克隆，PCR 大幅縮短合成 DNA 所需的時間，非常有效率。

　　能夠抵受 PCR 儀器內攝氏 90 多度高溫，這個 DNA 聚合酶的來頭自然也不小。它是提取自水生棲熱菌，學名為 *Thermus aquaticus*，因此這酵素又簡稱做「Taq 酶」。1960 年代後期，科學家在美國黃石公園的溫泉中分離出這種嗜熱菌。如果它能夠在非常高溫下生長，意味著它細胞內的酵素亦必須能夠耐受這麼極端的溫度。Taq 酶因此可以在 PCR 的加熱和冷卻循環中存活下來，並催化 DNA 合成過程。多虧一日千里的生物科技，現在實驗室裡用到的 Taq 酶可以利用重組大腸桿菌來生產。

　　1989 年 12 月，PCR 和 DNA 聚合酶獲《科學》雜誌評選為「年度分子」[3]。PCR 是開啟生物學新時代的重要工具，對生物科技和醫學研究的貢獻甚廣，穆理斯也因為發明 PCR 而有份榮獲 1993 年諾貝爾化學獎。

病毒偵測師

　　今日的實驗室已發展出自動化的 PCR 儀器，可以在數小時內複製數十億個 DNA 副本；而 Taq 酶則成為了偵測病毒的隱形偵探。PCR 在醫學診斷上的貢獻難以估計，這技術可以讓研究員直接證實病菌的存在，省卻費時又未必可靠的「種菌」實驗，PCR 用作診斷不同疾病的做法亦日趨普及。

　　新型冠狀病毒核酸檢測之操作與以上提及的 PCR 流程相同，但另有幾個額外的步驟。因為新冠病毒的遺傳物質不是 DNA 而是 RNA，它的遺傳指令用了不同的構建零件來編碼──A、U、C、G，而非 DNA 的 A、T、C、G。所以在進行 PCR 之前要先經過反轉錄程序，將病毒的 RNA 轉化為 DNA。然後，研究員利用一個能識別目標病毒特有基因的引子去進行 PCR。另外再配合螢光技術，用螢光探針即時探測樣本內的病毒基因。因此，若樣本中存在目標 DNA，螢光會隨 PCR 循環增強。計算達到光學偵測門檻的循環次數，稱為循環閾值，即是我們經常在疫情記者會中聽到的「Ct

---

3　年度分子（molecule of the year），即現在「年度突破獎」的前身，屬科學界最重大的獎項之一。

值」；只要有 Ct 值便能反推原樣本目標 DNA 的含量。Ct 值愈小，
原樣本目標 DNA 的含量愈高；Ct 值愈大，則原樣本內的 DNA 含
量愈低。如果病人的樣本檢測到的 Ct 值是 30，表示樣本中的病毒
核酸要經放大十億倍（2 的 30 次方）才被儀器偵測到。醫生就是
依此原理來判斷病人體內病毒量的高低。

　　非常靈敏的 PCR 也有弱點，就是因為它的高靈敏度，這技術
對負責化驗的實驗室工作環境，以及化驗師操作技巧的要求都非常
嚴格。假若實驗台或是室內空氣不夠潔淨，便有可能導致外來的
DNA 污染樣本，造成所謂的假陽性結果。

雞與雞蛋問題

#RNA #核糖體 #蛋白質合成 #核酶

　　我們身體的細胞內，廣為人知的 DNA 只需要四個鹼基字母——A、C、G 和 T——便組成說明身體生長與各機能運作的遺傳密碼。這本由一串串密碼組成的說明書能讓細胞按照它的指示去生產各樣維持生命的蛋白質，包括幾乎能催化所有生化反應的數千種酵素。每一種特定的蛋白質由一個基因所指令，也就是 DNA 中排列成一串特定的鹼基序列，這些遺傳資訊決定了該蛋白質的設計。

　　蛋白質是由 20 種胺基酸組成的大分子，通常含有數百個胺基酸單元，各種蛋白質的功能就憑不同的胺基酸排列組合所構成。但是把遺傳密碼變成蛋白質之前，必須先將 DNA「轉錄」成核糖核酸（RNA），才能讓細胞內的蛋白質合成機制來製造蛋白質。在高中生物課的筆記，會將整個複雜的蛋白質合成機制，簡單寫成「DNA → RNA → 蛋白質」三個步驟。雖說 DNA 先製造 RNA，RNA 再製造蛋白質，但其實以上兩項流程就已經需要蛋白質的參與。實際上，DNA、RNA 和蛋白質是互相依賴而存，猶如雞與雞蛋到底哪個先出現的古老大難題。

愈來愈受關注的 RNA

解答這個生命大哉問之前，科學家一直努力不懈，以微觀角度理解這些浮游在細胞內的生物分子。與前文提及的 PCR 一樣，「RNA」也因為 SARS-CoV-2 病毒和新開發的 RNA 疫苗而聞名。RNA 與 DNA 皆在細胞內執行許多重要功能，且它們的化學成分相似。結構上，DNA 由兩條非常長的雙螺旋去氧核糖核酸鏈組成，並以染色體的形態穩定地儲存遺傳資訊；而 RNA 是比 DNA 短得多，包含鹼基 A、C、G 和 U 的單鏈。兩種核酸分子都由交替的磷酸鹽和核糖來組成骨架，差別在於 DNA 中的核糖缺少一個氫氧基，造成它們名稱中「核糖」與「去氧核糖」的分別。

儘管 RNA 經常以「一條冷」的單鏈狀態存在細胞內，但它並不會像在沸水中翻滾的意大利麵般，不停不規則地捲曲。它能摺疊成複雜的三維形狀，透過自身分子內發生相互作用形成氫鍵，亦即是鹼基互補配對。DNA 分子中鹼基之間互相配對形成經典的雙螺旋結構；而 RNA 的結構多變，它不一定是雙螺旋，而是可以透過 A 與 U 配對，和 C 與 G 配對，形成例如形狀像髮夾、較簡單的迴圈結構。這種特性賦予 RNA 更大的形狀自由度，使其可以執行更多的功能。我們身體的細胞內各種 RNA 根據不同核酸序列的組合，產生千變萬化的立體結構，它們以不同形狀，在細胞內發揮不同功能，在蛋白質合成中起著必不可缺的作用。

當細胞要製造某個蛋白質，會靠 RNA 來執行 DNA 中該蛋白質的基因指令，合成蛋白質分子。過程首先要靠酵素 RNA 聚合酶，將 DNA 雙螺旋結構如拉開拉鏈般打開，以獲取當中的基因編碼，即是以 DNA 作為藍本進行「抄錄」，合成信使 RNA（messenger RNA，簡稱 mRNA）。簡單來說，mRNA 好比一個信差，它的主要功能是把遺傳資訊從細胞核傳送到細胞核之外——細胞質之中的核糖體。原先寫在 DNA 的那套密碼 ACGT 被 mRNA 聚合酶抄寫成 mRNA 上的另一套鹼基語言：ACGU。但無論如何，這些鹼基必須「轉譯」成蛋白質，即是構成蛋白質的零件胺基酸。這個步驟全靠細胞內的蛋白質製造「神器」核糖體來執行，無論蛋白質多麼複雜，這個分子翻譯機器都能夠通過非常簡單的過程將 mRNA 解碼。

蛋白質的生物合成

來到這裡，需要再多認識一種核糖核酸分子：轉移 RNA（transfer RNA，簡稱 tRNA）。它獨特的三維形狀有點像英文字母 L，一端能夠攜帶一個胺基酸，而另一端包含由鹼基組成，能夠與 mRNA 上的密碼子相對應的反密碼子[1]。每個特定的 tRNA 分子會與特定的胺基酸分子結合，負責將在細胞中周圍漂浮的胺基酸移送到核糖體內部。

1　在 tRNA 的另一端，有一個由三個鹼基組成的反密碼子（anticodon）序列，它與 mRNA 上的密碼子（codon）相對應。例如，如果 mRNA 上的密碼子是 AAA，那麼與之相對應的反密碼子就是 UUU。因此，tRNA 的反密碼子能夠確保每個胺基酸都送到正確的位置，以便合成蛋白質的胺基酸按照正確的順序連接。

核糖體附著在 mRNA 上開始解讀密碼子，利用 tRNA 運送來的胺基酸去合成蛋白質。過程中，胺基酸結合在一起形成胺基酸鏈，驟眼看似一條珠串長鏈。核糖體充當 tRNA 的停靠站，一次處理一個 tRNA 運來的胺基酸，只有具有正確反密碼子的 tRNA 才能成功與對應的 mRNA 配對。因此，根據 mRNA 的訊息，核糖體只會讓正確的胺基酸添加到不斷增長的胺基酸鏈上。核糖體把密碼子逐一轉譯成胺基酸，直至整個 mRNA 翻譯完成。最終，這條新鮮串起的胺基酸鏈會自行摺疊成一個呈三維結構、具功能的蛋白質分子。由 DNA 到 RNA 再到蛋白質，整個過程中那非常高的準確度令人難以置信。

核糖體是一個由 RNA 和蛋白質組成的複合物，它的轉譯功能顯示 RNA 在細胞中不單純是遺傳資訊的載體，事實上還可以如酵素一樣發揮生物催化的功能。話說回頭，由 RNA 聚合酶轉錄成的核糖核酸分子其實稱為「mRNA 前體」，它還需要經過加工才可以讓細胞製造出正確的蛋白質。在 DNA 的基因序列中包含著稱為「內含子」的非編碼片段，在轉錄時這些沒有用的 DNA 序列也一同轉錄到 mRNA 前體。即是說，這些多餘的內含子把需要表達的完整胺基酸排序一段段地隔開了。因此必須剪去這些在 mRNA 前體內額外的核酸片段，並且將有用的部分重新連接，所產生的成熟 mRNA 才可以讓核糖體閱讀和製造蛋白質。就像使用菲林拍攝影片時，剪接師要剪去不需要的菲林，然後將需要的情節剪輯成一齣有意思的電影一樣。

　　與細胞內所有的化學反應一樣，剪切或剪接 RNA 也需要酵素。科學家於 1980 年代發現，原來負責這種非常複雜的化學反應的催化成分並不是蛋白質，而是一種核糖核酸分子！在發現 RNA 這個驚人的隱藏天賦前，科學家還一直以為所有酵素都是由蛋白質構成。這些具有催化活性的特殊核糖核酸分子稱為核酶，它的英文名稱「ribozyme」就是由核酸和酵素兩個名詞合併而來。依據這個概念，能夠催化蛋白質生產的核糖體就是一種核酶。

　　RNA 既可以是遺傳物質，也可以是生物催化劑。RNA 不像 DNA 那樣長期儲存在細胞中，它們只在蛋白質合成過程中暫時存在，完成任務後就會分解。科學家還發現一些 RNA 分子可以自我剪接；他們又製作隨機 RNA 序列，發現分子可以自行摺疊成複雜的形狀，這顯示它們當中有一些可以執行某種功能，或能夠充當生產其他分子的催化劑。另外，亦有科學家設計了一種能夠自我複製的 RNA 分子，這種可以發展出類似生命的特性，支持了 RNA 是早期地球上先出現的生命分子，之後才有 DNA 和蛋白質的「RNA 世界論」。

#特異性 #活性位點 #誘導契合模型
#生物反應器
#限制酶 #修飾酶 #DNA 連接酶
#PCR #核酸檢測 #Taq 酶 #克隆
#RNA #核糖體 #蛋白質合成 #核酶
#特異性 #活性位點 #誘導契合模型
#生物反應器
#限制酶 #修飾酶 #DNA 連接酶
#PCR #核酸檢測 #Taq 酶 #克隆
#RNA #核糖體 #蛋白質合成 #核酶
#特異性 #活性位點 #誘導契合模型
#生物反應器
#限制酶 #修飾酶 #DNA 連接酶
#PCR #核酸檢測 #Taq 酶 #克隆
#RNA #核糖體 #蛋白質合成 #核酶
#特異性 #活性位點 #誘導契合模型
#生物反應器
#限制酶 #修飾酶 #DNA 連接酶
#PCR #核酸檢測 #Taq 酶 #克隆
#RNA #核糖體 #蛋白質合成 #核酶
#特異性 #活性位點 #誘導契合模型
#生物反應器
#限制酶 #修飾酶 #DNA 連接酶
#PCR #核酸檢測 #Taq 酶 #克隆
#RNA #核糖體 #蛋白質合成 #核酶
#特異性 #活性位點 #誘導契合模型
#生物反應器
#限制酶 #修飾酶 #DNA 連接酶

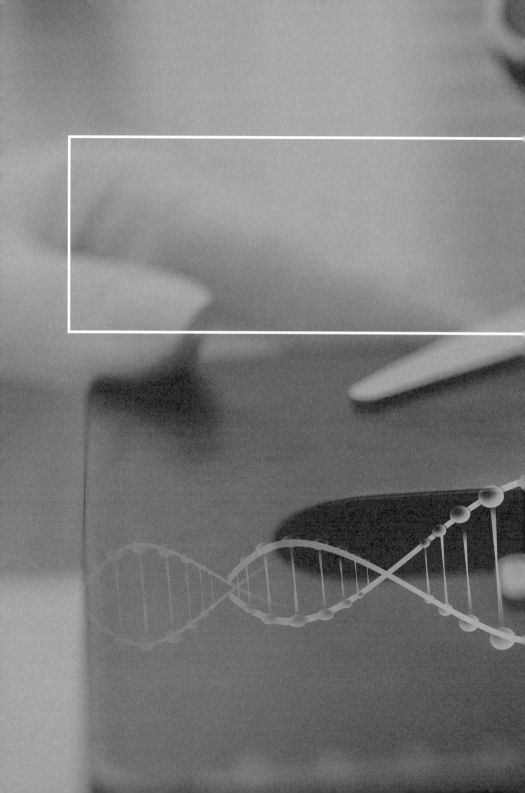

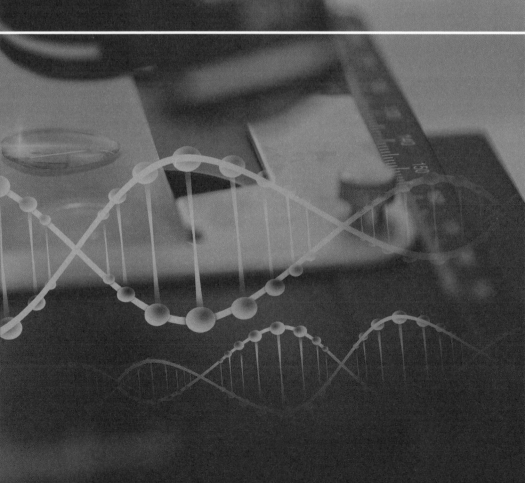

第五章

就在身邊的
生物科技

有 BB? 冇 BB?

#動物實驗 #快測 #驗孕棒 #抗體

「有 BB? 冇 BB?」女性如果想知道自己有否懷孕,不用忐忑不安,也不用求神問卜,只要撒泡尿檢驗一下就可以!女士們可以用在藥房買得到的驗孕棒自行檢測尿液樣本,只需幾分鐘便可以測得結果。這種方便而且準確度高的家用妊娠快速測試,是在上世紀 70 年代才面世的生物科技。

以動物為人類驗孕

根據記載,最古老的妊娠檢測是出自古埃及。人們將女性的尿液加進裝有小麥與大麥的袋中,如果這些種子迅速發芽,即代表是懷孕了。據說他們甚至可以憑哪一袋穀物先發芽,來預測胎兒的性別。如此神奇的方法聽起來真有趣!古埃及文明並非浪得虛名,但是,等待數天看麥子發芽的準確度絕不可當真。

現代驗孕的方法與古埃及的也差不多:都是檢測尿液中的荷爾蒙。事實上,距今一百年開發的驗孕方法,雖然比古埃及的科學一點,不過其實也是有些古怪。1920 年代末,德國科學家發明了第一個準確的妊娠檢測:將尿液樣本用針筒皮下注射到未成熟的雌性小鼠體內,假如女性有懷孕,她尿液中的荷爾蒙會使小鼠發情,卵

巢繼而開始生長並且排卵。這個檢驗需要等待至少一星期，然後解剖小鼠檢查卵巢才能得知結果。

到 1931 年，美國的醫生把這個方法稍作「改良」，用兔子代替可憐的小鼠。其實兔子的性命到最後也是會犧牲，所謂的改良只是兔子的體形較大，注射時會容易一點，以及能夠早幾天得到檢測結果。這些測試都必須在實驗室進行，要化驗一名女士的尿液樣本就要犧牲五隻兔子，因此驗孕曾經是一項昂貴及血腥的工作。人類為了儘早確認是否有新生命的降臨，要殺害數以萬計的小動物，實在諷刺。

不久，英國的動物學家想出改用青蛙來做類似的實驗。在向雌性青蛙注射了懷孕女性的尿液樣本後，青蛙便會在一天後把卵子排出體外，所以不用解剖就能顯示陽性結果，效率提高不少。這方法亦避免犧牲實驗室動物，而且同一隻青蛙可以重複利用很多次。「青蛙化驗」迅速成為了主流的驗孕方法，如是者，在十九世紀 40 年代和 60 年代之間，全球有數以萬計的青蛙被注射了人類尿液！

在人體內，當卵子受精後，受精卵抵達子宮並在子宮內膜著床，女性就開始懷孕了。當受精卵開始發育成胚胎便釋放出人絨毛膜促性腺激素（human chorionic gonadotropin，簡稱 hCG），這種醣蛋白荷爾蒙會經由準媽媽的腎臟排出體外，使她們的尿液中含有極高 hCG。hCG 使實驗室的測試動物排卵，而未懷孕的人的尿液則不會使動物產生這種反應。

驗孕棒面世

第一個家用驗孕棒在 1980 年代末誕生。運作原理是針對 hCG 的抗體與 hCG 分子之間的互相作用。科學家精心設計的抗體能夠識別 hCG 表面的蛋白質抗原[1]，並與之黏附在一起。這支「快測棒」是一種稱為側向流免疫層析[2]的技術，是最簡單和最廣泛使用的生物傳感器[3]之一。

驗孕棒內有三種不同的抗體，分別放在一條特製的硝化纖維（nitrocellulose）試紙上的不同位置。檢測棒的一端吸收尿液樣本後，會靠擴散作用和毛細管作用，沿著試紙側向流到不同區域。情況就如一張吸水紙，液體從浸濕的一端往乾的一端滲透。樣本經過的第一個區域是結合區，此處放有能夠與 hCG 結合，以納米金標籤的「捕捉抗體」。如果樣本含有 hCG 分子，這些抗體就會附著在它的表面（這位置叫做「表位」[4]），形成一個抗體－hCG 複合物。這些複合物繼續移向檢測線（T 線），然後 hCG 分子上另一個表位與固定在 T 線上的「偵測抗體」結合，形成「抗體－抗原－抗體

---

1 抗原－抗體互相作用是身體中的免疫反應，保護身體免受外來病原體及其毒素的侵害。抗體以高親和力及特異性與抗原結合，形成「抗原－抗體複合物」，然後運送往細胞系統分解或滅活。

2 側向流免疫層析（lateral flow test，簡稱 LFT）是一種簡單的檢測工具，旨在檢測液體樣本內目標分析物的存在。廣泛適用於家庭和快速床邊（point of care）的醫療診斷，無需實驗室專門而且昂貴的設備。由於分析物通常是抗原，因此不少 LFT 都是快速抗原檢測（rapid antigen test，簡稱 RAT）。

3 生物傳感器（biosensor）是結合生物材料（如微生物、酵素、抗體和核酸等）與檢測元件，能用於分析物檢測的裝置。除驗孕棒外，其他例子還有血糖計和基因晶片。

4 「抗原表位」是抗原分子表面與抗體結合的部位，通常是蛋白質或多糖物質的其中一部分結構，能被免疫系統識別，誘發抗體產生。

三文治」。此時，捕捉抗體上的納米金粒子，因為聚合在 T 線而呈現一條紅色的顯示線。如果樣本中沒有 hCG，T 線就不會呈現紅色。

不是所有捕捉抗體都有捉住 hCG，但無論如何，必定有一部分納米金標籤的捕捉抗體，會隨著液體的流動到達試紙上的對照線（C 線）。這處固定著第三種抗體，能夠直接與流過的捕捉抗體牢牢結合。同樣，納米金粒子在 C 線聚集，又呈現一條紅色的顯示線，以證明驗孕棒正常運作。因此，來自孕婦的尿液樣本會顯示兩條紅線——T 和 C，即是陽性結果；如果沒有懷孕，就只會看到一條紅色的 C 線，即是陰性結果，亦證明測試運作正常；如果 C 線位置在測試過後沒有顯示紅色，則表示測試失效，這樣，用家需要另找新的驗孕棒再做檢測。

由研究量產抗體而來的發明

「抗原」一詞源自希臘語，意思是指誘發抗體產生的物質。當一隻實驗室小鼠被注射 hCG（抗原），牠的體內就會產生針對 hCG 的抗體。以前，科學家希望藉著培養小鼠的淋巴細胞，從而大量生產這些有用的抗體，並用作開發抗體藥物和其他的免疫檢測技術[5]，可是他們無法人工培育這些細胞。1975 年，英國生物化學家米爾斯坦（César Milstein）成功培養出小鼠骨髓瘤細胞，並將之與正常

5　第一個應用抗體原理的家用驗孕試劑在 1971 年面世。這種測試劑看起來像兒童化學裝置玩具，配件包括試管、滴管、化學試劑和 hCG 抗體。用家需要仔細遵循多個步驟，然後還需要兩個小時來等候結果呈現。如果使用得當，它的準確率可達 90%。

的淋巴細胞融合。經此「雜交瘤技術」所產生的細胞遺傳了癌細胞
的永生特性,同時也能如淋巴細胞一樣產生特定的抗體。只要提供
適合的生長條件,這些雜交瘤細胞便可以持續分泌科學家想要的抗
體。多虧這個可以量產抗體的技術,促使後來驗孕棒的發明。米爾
斯坦因為發明這種生產抗體的雜交瘤技術,成為 1984 年的諾貝爾
生理醫學獎其中一位得主。然而,使用癌細胞始終存在一些安全隱
患,而且生產效率低。所以,現在的抗體製造方法主要是應用高效
率、安全和生產成本低的基因工程,直接利用重組 DNA 技術按需
要設計細胞,來生產特定的抗體。

現在的驗孕棒準確度高達 99%,靈敏度亦不斷提高,意味女
性可以在卵子受精後更早得到可靠的結果。驗孕棒的發明,讓今天
的女性只需要付出數十元和等待幾分鐘,便可以在自己家中私密地
驗孕。相比在 1960 年代,驗孕的唯一方法是需要先預約醫生,然
後前往診所提供尿液樣本,更要等待兩週才能夠有結果。

驗孕棒的發明除了令我們的生活更方便之外,它恰巧與上世紀
70 年代的西方女權運動一起發展。因為那不但讓婦女儘早得知自
己是否懷孕(女性應該有權第一個知道自己有否懷孕),同時亦促
進以女性權益為重心的避孕和墮胎權利的討論,還有助提高她們對
不孕和更年期議題的意識。

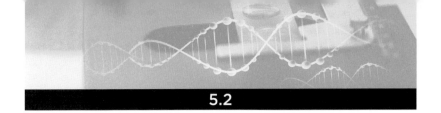

測試你的甜度

#血糖計 #生物傳感器 #生物電子學 #胰島素

糖尿病是威脅全球人類的重大健康危機,在香港大約每十人便有一人受糖尿病困擾,是常見的慢性病。胰島素調節血液中的葡萄糖水平,如果人體缺乏胰島素或身體對其反應減低,以致葡萄糖無法進入細胞而積聚於血液中,血糖濃度過高便會使腎臟無法完全將之回收,導致糖尿。如果沒有適當治療,會增加患上其他疾病的風險,例如腦血管病、失明、心臟病和腳部併發症等。因此,患者必須密切自我監測血糖水平,及時調整飲食和接受藥物治療以控制血糖,減少併發症的發生。一部快速和準確的血糖計,可幫助患者掌握病情,對他們來說非常重要,是不可或缺的工具。

世界上第一個生物感應器

血糖計是目前最為大眾熟知的生物傳感器,用家只需把一滴血置於試紙上,再將它放入血糖計就可以迅速得知血糖水平。這個只有掌心大小、可以隨身攜帶的電子儀器非常方便又易用。生物傳感器是由生物受體(bioreceptor)與換能器(transducer)緊密耦合而成的分析檢測裝置。耦合的意思是將兩個不同的部分連接在一起,使兩者可以共同運作。在生物傳感器中,對特定目標分析物敏

感的生物受體（如細胞、抗體、酵素或 DNA 片段）與換能器（轉換生物反應為檢測訊號的元件）緊密連接在一起，以檢測目標分析物。血糖計便是應用了對葡萄糖具有高專一度的葡萄糖氧化酶，這酵素能夠催化葡萄糖與氧氣之間的氧化還原反應，將葡萄糖氧化成葡萄糖酸，同時將氧氣分子還原成過氧化氫。反應過程使試紙內的電極產生電流，換能器再將電流的改變轉換成電子訊號，從而測量血糖的濃度。這是科學家首次巧妙地將生物分子與微電子結合，催生「生物電子學」這個新研究領域的誕生。

第一代的血糖生物傳感器就是以上述原理於 1970 年代前後發明。其中一位血糖計的先驅，是德國波茨坦大學的薛勒（Frieder W. Scheller），他是筆者師父任能博教授的師父，也即是筆者的師公！「讀博」（讀博士班）時筆者常聽師父「話當年」（實情是要做他的助教，因此聽過很多遍），師公發明的葡萄糖感應器，因為把酵素固定在電極上，所以可重複使用數千次，直到酵素的活性隨時間降低為止。這種靈敏和快速的生物傳感器，在當時物質條件很緊缺的前東德，是何其重要的科研成果！如今我們能夠輕易購買的血糖計，所用的試紙都是用完即棄，是因為要避免重用以確保衛生，同時當中的電化學（electrochemistry）亦已經改良了不少。

葡萄糖氧化酶有一般酵素的特性：反應快速和專一，因此它能夠從夾雜數百種物質的血液和其他樣本中，準確地找出葡萄糖分子並將之轉化。葡萄糖氧化酶的活性位點內有簡稱 FAD 的輔因子[1]，輔因子是一種有機非蛋白質小分子，是酵素發揮催化作用的必需

組件，也就是轉化葡萄糖和氧氣的真正「媒人」。所謂氧化還原反應，即是反應物之間的電子交換：葡萄糖失去的電子（即是氧化）被 FAD 接收，形成還原態 FAD；FAD 把從葡萄糖接收的電子交給氧氣分子，使其還原成為過氧化氫，反應後 FAD 回復氧化態。以上聽似複雜的電子交換步驟，只需千分之一秒完成，這意味著一個葡萄糖氧化酶能夠於一秒內催化一千個葡萄糖分子的氧化反應。不過，亦由於這反應需要氧氣，所以檢測結果會受到試紙內的氧氣濃度影響。

持續改良的檢測技術

新改良的血糖計，是在試紙內的電極表面，以噴墨打印技術印上一層薄薄的納米材料，能使酵素內的還原態 FAD 直接把電子傳送往電極，而不需要氧氣參與反應。電子到達電極產生電流，血糖計測得的電流大小與 FAD 送出的電子數目成正比。亦即是說，電極由樣本中獲得電子的多寡，反映樣本中的血糖濃度，並轉換成儀器顯示的讀數。新一代的血糖計除了更準確和價錢廉宜外，更會自動記錄過往的血糖數據，方便用家掌握身體狀況。

要患者每日刺破手指尖數次來檢查血糖，始終也是不方便和不舒適，因此促使「連續血糖監測器」的發明。這種儀器通常貼在

1　黃素腺嘌呤二核苷酸（flavin adenine dinucleotide, FAD）是在許多代謝反應中參與氧化還原的一種有機物質。

手臂後的位置，利用直徑小於 0.4 毫米的微小而柔韌的針頭，將感應器無痛插入皮膚下數毫米，每分鐘檢測皮下間質液（interstitial fluid）[2] 中的葡萄糖水平。這設備可以連續運作數天，並通過藍牙將數據傳送到用家的智能電話中。第一個連續血糖監測器於 1999 年獲得美國食品藥物管理局批准，它的優點是能夠 24 小時持續監測葡萄糖水平，以及可以在手機應用程式顯示血糖隨時間變化的趨勢。但它的缺點是需要定期更換感應器，令使用成本比傳統的血糖計高。此外，這種儀器所監測的是間質液中的葡萄糖值，雖然這通常與血糖水平相關，但是因為它並非直接量度血糖，所以時間上有實際誤差，尤其是當血糖急升或急降時。因此，在一些情況下用家仍需要「拮手指」，用傳統的血糖計檢查並核實。

在這數十年間，葡萄糖生物傳感器已經顯著進步，今天的血糖計無比靈敏和可靠。另一方面，近年開發的無創非侵入式血糖監測手錶亦受到市場關注。因葡萄糖隨汗液滲出皮膚表面，手錶背部的感應器與皮膚保持緊貼便能夠偵測到葡萄糖。不用抽血或插針的技術相當吸引，然而，這種無創的監測技術仍有一些使用時的問題，例如容易受用家的身體動作、皮膚排汗的波動，和環境溫度等因素影響，進而降低其測量的準確度。因此，目前仍有相當大的改良空間，解決這些弱點後才有望取代傳統血糖計。

2　間質液是填充在間質中細胞與細胞之間，亦即血管和細胞之間的液體，它透過擴散作用將氧氣和營養物質輸送到細胞。

檢測以外，不要放棄治療

　　除了血糖計和相關的檢測技術，還有一些生物科技應用於治療
糖尿病。曾兩度獲頒諾貝爾化學獎，來自英國的桑格（Frederick
Sanger）在 1955 年發明蛋白質測序方法，把胰島素完整的胺基酸
序列測定出來。而來自美國的耶洛（Rosalyn Sussman Yalow）
發明放射免疫分析法[3]，用於研究糖尿病患者體內的胰島素水平，
她因建立這個檢測方法而獲 1977 年諾貝爾生理醫學獎。1970 年代
末，科學家利用 DNA 合成器人工合成胰島素基因，並成功透過基
因工程技術將之植入大腸桿菌的基因組，使微生物也能夠生產糖尿
病藥物人胰島素，更使其可以在 1980 年代初量產，造福糖尿病患
者。胰島素是第一種通過生物科技製造的人類蛋白質。對比二十世
紀初用動物胰島素做藥物，人胰島素避免了病人發生過敏或排斥反
應。以上各種生物科技的發展，使血糖水平的檢測更簡捷，也使得
胰島素藥物的生產變得更加容易，令現在的糖尿病治療更有效和便
利。

3　放射免疫分析（radioimmunoassay）是結合放射性標記物和抗體，通過測定放射性來分析人體內微
　　量抗原的技術，在 1950 年代是一個十分精確的測定方法。

綠色牛仔褲

#靛藍染料 #板藍根 #纖維素酶 #生物工程 #克隆

緊身、闊腳、直腳、靴型剪裁⋯⋯無論你是否追隨潮流的人，應該總會擁有一兩條藍色牛仔褲。筆者有一條很喜歡、已經穿了十多年的牛仔褲，無論上班、逛街，或是錄影《真係好科學》節目，都總會看到筆者穿上這條低腰直腳牛仔褲。即使近年瑜伽褲愈來愈流行，但是筆者相信牛仔褲始終是世界上最受歡迎的衣服，因為它容易配搭又耐用。

1800 年代中，美國加州的淘金熱吸引了世界各地愛冒險的創業家，包括來自巴伐利亞的李維‧施特勞斯（Levi Strauss）。1853 年他往舊金山建立布匹貿易生意。他注意到採礦工人需要耐用的衣服，於是他與一位裁縫合作，發明了以丹寧布製成，加上鉚釘以增強耐用性的經典靛藍色牛仔褲，這便是後來人人皆知的李維斯牛仔褲。

青出於藍

李維斯牛仔褲標誌性的靛藍色是最古老的天然染料之一，它可以從亞洲、中東和美洲的亞熱帶植物中提取。曾經被清朝列為「四庫禁書」的明代百科全書《天工開物》，當中〈彰施〉一卷內就有

仔細描述生產靛藍的植物分類、種植和提取步驟。凡可製取靛藍的植物均稱為「藍」，例如曾在 2003 年沙士期間引起中港兩地搶購潮的藥材板藍根。這些靛藍植物看起來與其他綠葉植物無異，因為這些植物本身並不儲存靛藍色素，而是含有一種沒有顏色，稱為原靛素的分子[1]。

歷史悠久的傳統藍染曾經因為化學合成染料的發明而式微，到現在這技術反而又在不少地方受保育成為文化產業，例如日本的德島縣和台灣的三峽區；本港也有紮染達人推廣和復育本地的藍草種植和藍染工藝，現已成為文青消閒活動之一。稱為藍師的藍染工匠將採摘下來的藍草放入木桶，用清水浸泡和搗碎，使原靛素從植物中釋放於水中。然後加入適量石灰並快速攪拌，促使氧化作用並產生不溶於水的靛藍，再經過沉澱和過濾便得出泥狀的染料。

十九世紀後期牛仔褲大受歡迎，天然靛藍染料無法滿足紡織業日益增長的需求，乃至德國化學公司巴斯夫研製出合成靛藍。這個便宜的化工顏料選擇很快就取代了植物來源，如今的牛仔布業每年使用的靛藍染料以萬噸計。天然和人工合成靛藍的化學式是一模一樣的，但合成靛藍由苯胺、甲醛和氰化氫製成，這些都是對生態有毒的化學物質。嚴格的化工生產工序雖然可以防止嚴重破壞環境的問題出現，但是人們亦愈來愈意識到這對地球的長遠影響。另一

1　原靛素（indican）是一種無色有機化合物，可溶於水，天然存在於靛藍植物中，經水解作用產生吲哚酚和葡萄糖。在空氣中吲哚酚自發氧化，形成靛藍。

方面，種植藍草也受限於耕地面積、生長週期和天氣等因素，影響品質及產量，使天然靛藍售價可比化學合成的高數十倍，因此在紡織業的應用很少，市面上植物來源的靛藍染料用量可能只佔全球總需求的不到1%。隨著全球對紡織業「綠色」原料使用之需求日長（環保主義者對「黑心企業」的批判和杯葛行動應記一功），科學家亦把握可持續發展的潮流，嘗試利用生物科技找出潔淨的方法來生產靛藍染料。

1999年，英國有研究人員模仿中世紀的工藝，把菘藍碾碎和曬乾，然後借助空氣中的細菌分解植物細胞並製造靛藍分子。此時的染料並不溶於水，因此需要一些添加劑使染料溶解和滲入布料纖維。中世紀的人會把麥皮、木灰和隔夜尿液加進染缸發酵，所產生氣味無比惡臭；而現代的工廠要給牛仔布染色，必須將靛藍與鹼性溶液和還原劑混合，化學作用令藍色的顏料轉成黃色的水溶性狀態，並使之能夠附著在棉紗纖維上。當牛仔褲從染浴中拿出來時，實際上一開始是黃色的，直到染料與空氣接觸便慢慢氧化成藍色，由黃變藍的過程令人感覺奇妙。研究人員在醞釀靛藍的染缸內發現板藍根梭菌（*Clostridium isatidis*），還證明這細菌發揮作用，使布料「自然」著色，可以減少染廠內使用的化學品。但是，現在我們還未見有標榜「生物靛藍」的牛仔褲在市面銷售，原因當然是生產成本高的問題。不過，科學家對生物靛藍的研究亦並不止於此。

2015年，柏克萊加州大學的生物工程學家John Dueber從日本蓼藍天然合成靛藍的生化機制中獲得靈感，通過改造大腸桿菌使

之能夠產生靛藍的前驅物吲哚酚。他的團隊找到負責控制吲哚酚與原靛素之間轉換的酵素，酵素除了令反應活躍的吲哚酚轉化為原靛素，並穩定地在溶液中儲存和濃縮，更能夠在染布時直接產生靛藍和讓它吸附在織物纖維上，免除現行過程對化學還原劑的需求。[2] 如果把植物用來產生原靛素的基因克隆到大腸桿菌中，只要用生物反應器培養出數千公升細菌便能夠大量生產靛藍染料。同時再利用酵素取代染布所需的化學品，便能處理少一點的污水。微生物依靠廉價的培養液就可以生長，土地需求遠小於種植藍草，相信這個技術具有工業化之發展潛力，且看這研究成果如何能夠擴展成商業上可行的生產過程。一條「環保生技牛仔褲」會否成為你購物的新借口？

殘破美

　　與大多數染料不同，靛藍分子不會與棉花纖維穩定地共價結合，而是吸附在纖維表面上。附著在布料的靛藍能抵抗強力洗衣劑，但它會隨著用家持續穿著而磨損和剝落，露出牛仔布內部的白色紗線，形成牛仔褲具個性的殘舊外觀。雖然其他染料可以染出一樣的藍色，但不能像靛藍一樣呈現出獨特的磨白效果。這種耐洗和易磨損的特殊組合，使靛藍成為無可取代的牛仔布染料，歷久不衰的流行。

2　Hsu, T., Welner, D., Russ, Z. et al. (2018) Employing a biochemical protecting group for a sustainable indigo dyeing strategy. *Nat Chem Biol* 14: 256–261. https://doi.org/10.1038/nchembio.2552

　　筆者那條至愛的牛仔褲要「養」足十年才開始磨蝕穿洞，愈穿它就愈爛，它愈爛筆者就愈愛穿！二十世紀 70 年代相當流行的石磨藍，就是把原先染色後的牛仔褲進行「做舊」的打磨處理，以產生時髦的褪色和磨損的外觀，亦可以增加牛仔布的柔軟度。做法通常是把牛仔褲置在滾筒中與多孔的浮石一起「洗滌」，或甚至使用化學劑來造出特定面積的褪色和殘破外觀。此外還有噴砂和鐳射工序，彷彿愈舊愈多磨損破洞的牛仔褲才是美。衣著潮流這東西真的可以帶來大量污染和資源消耗，還幸現今可以利用酵素去製造同樣的殘破美。

　　由於牛仔布是由棉製成，而棉主要是纖維素聚合物，因此人們開始用纖維素酶去代替浮石。這些酵素催化纖維素的水解作用，最終使紗線折斷並分解，露出沒有染色的白色紗線，從而達至相同的石磨褪色效果。優點還包括對機器的損害較小，提高生產效率和大大減少天然浮石的使用，較為環境友善。但使用纖維素酶必須仔細調節反應條件，否則這些酵素可能會吃掉整條褲子！

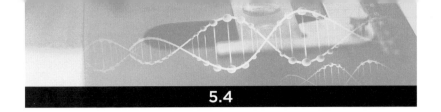

打嗝、放屁和代替能源

#垃圾堆填區 #DNA 測序 #微生態 #甲烷

全球人類每年產生數十億噸固體廢物,這些垃圾很大部分最終會埋在堆填區。據香港環境保護署報告,2021 年扔到堆填區的都市固體廢物,即我們日常產生的垃圾平均每日超過 11,000 公噸,比 2020 年多了 5%,數字還未計算建築廢物。筆者曾間中出入將軍澳電視城客串一個科學節目,每次駕車駛經環保大道都倍感「心曠神怡」!腦海浮現路旁的堆填區,堆積如山的垃圾和瓦礫默默被埋葬在那裡,彷彿失去了它們曾經擁有的意義和價值,然後慢慢腐爛。然而,事實上那些看似無生命的廢物,卻是一個活躍的微生物生態系統。它們以人類的廢物為食,並將之轉化為二氧化碳和甲烷。

沼氣不廢

堆填區垃圾內的有機物分解並產生堆填沼氣,當中混合了甲烷和二氧化碳兩種主要氣體,還有少量氮氣、氫氣和產生惡臭的二氧化硫等氣體。甲烷是一種影響比二氧化碳更大的溫室氣體,它在大氣中吸收紅外線輻射的效率比二氧化碳高很多,其全球暖化潛能

值[1]是二氧化碳的數十倍,會導致地球變得更加熱。若不處理這些由堆填區釋放到大氣中的溫室氣體,可對氣候變化帶來嚴重影響。以往,世界各地包括香港在內,大多數堆填區都會直接燃燒掉這些甲烷。首先,在堆填區表面鑽探幾個不同深度的抽氣井,在內部設置抽氣管道,然後再將氣體引導至井口燃燒,轉化成二氧化碳,以防止甲烷逃逸到大氣中,加劇氣候變化。

雖然這種方法能減少大氣甲烷,但這絕對是個短視的「解決」方案。甲烷本身亦是資源,為天然氣的主要成分。因此,沼氣淨化後可以用作合成天然氣,實行把溫室氣體轉化為燃料和電力。[2]如果能夠善用這個資源,每年便可減少以十萬公噸計的碳排放。現時防止甲烷洩漏的技術已經很成熟,根據環保署官方網頁,打鼓嶺和將軍澳的堆填區也設有收集甲烷的裝置。

科學家一直研究如何善用堆填沼氣。微生物生態在堆填區裡扮演著重要角色,在無氧環境下分解垃圾和廚餘中有機物;在不同的降解階段中,則牽涉不同的細菌種群,而且每個階段的沼氣成分也會不同。氣體產生速度和產量取決於垃圾的特性、類型和填埋時間,而各種環境因素如溫度和濕度等條件,都可以影響所產生的二

---

1 全球暖化潛能值(global warming potential)是比較不同氣體對全球變暖的影響。通常是量度一段特定時間內排放一噸氣體所吸收的能量,將之與相同質量的二氧化碳比較。二氧化碳的全球暖化潛能值定義為1。

2 垃圾堆填區通常會鑽一組氣井,並用管道系統連接起。收集得來的堆填沼氣需先經過過濾、淨化和壓縮,然後將產生的甲烷輸送往發電設施,燃燒甲烷的熱力便用作推動發電機。

氧化碳和甲烷氣體比例。微生物學家正嘗試更深入了解過程當中的微生物動態，找出更有效將廢物利用的方法，指望微生物來解救地球，減少對環境的破壞。

微生物學露天實驗室

堆填區內的垃圾其實滲滿液體，這些滲濾液對微生物來說就像一個豐富的自助餐。堆填區是微生物學家探索古菌[3]的理想環境，因為它們對生長條件要求很挑剔：許多都愛在極端的環境下生存，嗜鹽、嗜熱、嗜鹼、嗜酸，並且不需要氧氣。如要在實驗室研究古菌，便必須增設特殊的培養設備來模擬天然環境。但是能夠在實驗室培養的微生物始終很有限，理想的研究還是需要走進「田野」考察。因此，堆填區成為微生物學家研究古菌的露天實驗室。美國就有科學家「落區」研究在垃圾堆中欣欣向榮的古菌群落。他們應用高通量測序技術來分析堆填區內這個複雜的厭氧微生態。這種技術早已於 1990 年代出現，亦普遍用於監測污水處理內的微生態系統分析，但目前卻很少用來研究堆填區內的微生物組成和互動。塞滿垃圾的堆填區的確從來都被人忽視，令無數資源白白浪費。

DNA 測序是一個分析特定 DNA 片段中鹼基序列，也即讀取遺傳密碼字母 A、T、C、G 排列的方式，由桑格於 1975 年發明的「桑

3　古菌是一類具有部分細菌的特質，同時亦有一些真核生物的特徵，能夠生存於厭氧和極端環境的單細胞生物。

格測序法」發揚光大。這方法操作簡便因而受廣泛使用，更衍生日後的自動測序儀器。但是，這類初代測序儀的速度較低，使每次的基因測序成本高昂。到1990年代中後期，測序技術才有所突破，即現在統稱為「第二代」的測序方法。高通量測序法是用大規模並行處理的概念來為DNA測序，能夠一次處理幾百萬個DNA分子，儀器每次運行可讀取多達400億個DNA短片段（50至400個鹼基）。這些技術大幅縮短了基因學的研究時間，同時降低了DNA測序的成本。這使研究人員不只能夠得知環境樣本內包含哪些微生物，更可以知道組成該微生態的各菌群種類之間的比例，進而了解這些產生甲烷的古菌（甲烷菌）與其他微生物的互動關係。

除了堆填區，甲烷菌在沼澤濕地中也很常見，並以大致相同的生化反應把有機物降解，為地球碳循環的主力軍。它們也在反芻動物和人類的消化系統中生長，產生使牛隻打嗝和使我們腸胃脹痛的氣體。鑑別堆填區內的產甲烷微生態特性及其微妙的作用，可以幫助科學家詳細了解沼氣中各氣體成分的濃度如何隨著堆填區的環境條件，特別是溫度、水分和時間而變化。目前，微生物降解堆填廢物所產生的沼氣中，甲烷和二氧化碳氣體含量大約各佔一半。研究人員希望透過研究各類微生物不同的降解機制，改善甲烷收集之餘，甚至希望提高甲烷產量，以發揮這種「生物燃氣」[4]作商業生

4　生物燃氣（biogas）泛指包括污水、都市垃圾及其他可降解的有機物質，在無氧環境下經微生物發酵或厭氧消化所產生的氣體。其中甲烷是可用作燃料的再生能源。

產的潛力，達到減少溫室氣體排放的目標，這有望促進替代燃料
（alternative fuel）的發展，令垃圾崗變寶藏。

在當今迫切的全球環境議題下，碳中和是其中熱門的概念之
一，旨在將人類活動所生產的二氧化碳等溫室氣體達至「淨零排
放」甚至負值，以緩減氣候變化問題。替代燃料是用以取代汽油和
柴油等一般化石燃料的物質。從堆填沼氣中回收所得的甲烷屬於非
化石燃料，本質上是可再生的替代燃料，屬可持續發展的能源。在
這個過程中，生物科技扮演著不可或缺的關鍵角色。研究微生物的
降解機制能夠幫助科學家研發更有效率的甲烷收集和利用方法，例
如可在垃圾表面覆蓋混合特選甲烷菌的泥土，待它們分解有機物和
釋放甲烷之後，通過抽氣系統收集處理，送往發電設施，以更有效
地減少溫室氣體排放。

生物科技的發展，令環保事業更上一層樓。

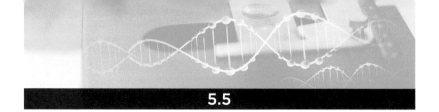

細胞多重宇宙

#誘導型多能幹細胞 #轉錄因子 #複製羊

　　《工作細胞》是日本人氣漫畫，它用擬人法講述人體內各種細胞的日常工作，例如物流、建築和防衛。他們各司其職、分工合作，協力保持身體健康。筆者很喜歡它的動畫版本：可愛又勤奮的紅血球永不停步，攜帶氧氣到身體內每一寸組織，同時清走廢物。嬌小活潑的維修工血小板「捐窿捐罅」，努力製造血塊，令傷口迅速癒合。勇武的白血球在前線殺敵，殲滅病菌，拼命保衛家園。不過，他們「日日做到冇停手」，好容易「壽終正寢」。這些辛苦工後繼可有人？答案就是故事中打扮成護士的造血幹細胞，他們負責照顧育嬰室的寶寶，並將他們培育成各種血細胞，為身體提供「新血」。

逆轉生長時鐘

　　當受精卵分裂並形成新細胞時，生命就開始了。這些新細胞最初分裂出一模一樣的細胞，但隨著時間推移會變得愈來愈不同，它們會分化成血細胞、肌肉、骨頭或肺部等不同功能的細胞。胚胎內的細胞通過分化，產生構成不同組織和器官的體細胞（somatic cell），如是者受精卵發育成一個成熟個體。各種已分化的細胞中

仍會包含所有及同樣的遺傳資訊嗎？1962 年，英國生物學家格登（John Gurdon）巧妙地驗證這個假設：把一粒青蛙受精卵抽去細胞核，並用另一隻蝌蚪的腸道細胞的細胞核取而代之。如果腸細胞在分化過程中喪失了任何重要的遺傳資訊，那麼這個經改造的卵細胞將無法生長發育，但是它最終仍能順利長成一隻正常的青蛙。實驗結果證明，分化後的腸細胞中的 DNA 依然保留了構建所有其他細胞所需的遺傳資訊；換句話說，體細胞具有潛力恢復到如胚胎細胞的「萬能」狀態，即細胞的「生長時鐘」有可能逆轉。

在胚胎發育的最早階段中所有細胞都是胚胎幹細胞，它們可以分化成任何細胞類型，然後漸漸轉化成身體各器官和組織，最後發育成一個完整個體。到嬰兒出生時，體內幾乎所有細胞都已經按特定程式分化出專門的功能，它們原有的無限可能就變得有限。不過，身體內仍有一些成體幹細胞（adult stem cell）。它們與全能的胚胎幹細胞不同，成體幹細胞雖然不能轉化為其他類型的細胞，卻有自我更新的能力，在身體某些細胞損耗時發揮功能，分裂成特定功能的細胞。例如在骨髓中能夠製造出所有類型血球的造血幹細胞；還有更多種類的成體幹細胞在腸道、皮膚、肌肉和神經等其他組織中隨時候命，有需要時補上凋亡的細胞，幫助身體自我修復。

「醫生從冷藏庫中取出一個僅五毫升的小膠瓶，上面結滿了霜，彷彿這些幹細胞已經儲存了半個世紀。這些珍貴的細胞是父母在你出生時為未來做好準備，請技術員從你的臍帶中提取幹細胞進行篩選，並加入抑制劑以避免細胞凋亡。它們被冷藏了數十年，等

待你有需要的一刻。醫生闡述治療程序：這些幹細胞先經解凍，然後放入一種特製培養液。培養液包含生長因子，誘導幹細胞分化為胰臟幹細胞。稍後，那些健康的細胞將會注射入體內，並會自動移動到正確的位置替代病變的胰臟細胞，最終恢復你的健康，讓你體驗一個醫療科技的奇蹟。」

以上的科幻片情節並非完全天馬行空，神奇的幹細胞確實有生長成人體各部位「零件」的再生能力。然而，在科研角度看，成體幹細胞相對於胚胎幹細胞的潛能要小得多，在人體組織中的數量稀少，也很難分離出來。全能的胚胎幹細胞具有廣泛用途，但由於它來自於胚胎，因此收集胚胎幹細胞會摧殘胚胎，惹起宗教界的高度關注。這使得幹細胞研究在初期面臨很大的阻力，進展緩慢。

細胞的多重可能

既然胚胎幹細胞不可碰，那就將體細胞的時鐘回撥，找辦法令它逆轉成為幹細胞吧！日本學者山中伸彌大膽如斯的意念與當時的科學認知完全相悖。當時科學界認為，一旦幹細胞分化成為特定的體細胞，就會進入生命旅程的單程路：一直保持這種狀態直到凋亡。然而事實並非如此，細胞的生命之旅是可以 180 度轉彎掉頭的。上述格登的青蛙實驗早已揭示細胞蘊含著巨大潛能；隨後，1996 年出世的複製羊多利，是將體細胞核植入已經去核的卵子後培育出來。這樣看來，體細胞核 DNA 的潛能在卵細胞內不知何故被喚醒。理論上，科學家有可能辦到將體細胞的程式「重設」，即

透過激活或關閉一些基因，以重獲如幹細胞一樣的狀態，但他們需要更透徹地了解調節細胞表現的機制。

山中有系統地分析小鼠細胞中數十個基因，逐一研究它們在胚胎幹細胞和體細胞內表達的差異。2006 年，他終於識別出四個基因，只要能夠將它們啟動，便可以令小鼠的皮膚細胞轉型為與胚胎幹細胞狀態相似的細胞。山中稱這種經逆轉的細胞為「誘導型多能幹細胞」，簡稱 iPS 細胞。他把 iPS 細胞注入小鼠胚胎內，它們便開始分化並長成小鼠體內所有組織的細胞，由此證實 iPS 細胞真的很能幹！這是史上首次把體細胞重設成如胚胎幹細胞一樣萬能的細胞，山中的研究發現震驚了科學界。翌年，他的團隊成功套用同樣的誘導技術來產生人類 iPS 細胞，又一次激起全世界對幹細胞的熱議。

產生 iPS 細胞的原理是控制四個轉錄因子的基因表現，轉錄因子是將特定基因的 DNA 序列轉錄為 RNA 的蛋白質，即是負責調控基因的開關掣。山中將細胞核內這四個基因啟動，令原先已經分化了的體細胞重設，回到如胚胎幹細胞的萬能狀態，亦即回復成能夠製造多種細胞類型的萬能細胞。山中最初的實驗，是利用病毒感染小鼠細胞[1]，以隨機方式將該四個基因引入細胞基因組中，這種做法有時會導致小鼠體內基因突變產生腫瘤。研究人員現在已經能夠

1　利用病毒載體將轉錄因子基因引入細胞，是因為病毒天然具有轉移基因的能力，能誘使細胞表達這些外來基因。

用不影響細胞基因的方法，例如加入化學物質來模擬轉錄因子的作用，提高重設細胞的效率。山中和格登因為發現細胞轉化為幹細胞的潛力，而共享 2012 年諾貝爾生理醫學獎。其實在此之前，山中早已因這項研究獲得 2008 年邵逸夫生命科學與醫學獎。

目前唯一用於臨床治療的幹細胞是為血癌患者進行移植的造血幹細胞，而針對其他疾病的幹細胞療法仍處於實驗階段。雖然目前誘導型幹細胞技術的效率頗低，但是技術的出現意味著研究人員可以從任何的體細胞中製造出「好使好用」的 iPS 細胞，而不再如以往般需要依賴胚胎做來源，因此排除了研究胚胎幹細胞的倫理爭議。加上利用病人自身的細胞獲得 iPS 細胞，再將之生成新器官便不需要依賴捐贈，亦避免了移植免疫排斥的問題，幹細胞療法研究為正在苦等器官移植的患者重燃希望。今天，科學家利用幹細胞探索嶄新的療法，假以時日，基於幹細胞技術的再生醫學會將以前的不可能變為可能。

#動物實驗 #快測 #驗孕棒 #抗骨

#血糖計 #生物傳感器
#生物電子學 #胰島素
#靛藍染料 #板藍根 #纖維素酶
#生物工程 #克隆
#垃圾堆填區 #DNA 測序
#微生態 #甲烷
#誘導型多能幹細胞
#轉錄因子 #複製羊
#動物實驗 #快測 #驗孕棒 #抗骨
#血糖計 #生物傳感器
#生物電子學 #胰島素
#靛藍染料 #板藍根 #纖維素酶
#生物工程 #克隆
#垃圾堆填區 #DNA 測序
#微生態 #甲烷
#誘導型多能幹細胞
#轉錄因子 #複製羊
#動物實驗 #快測 #驗孕棒 #抗骨
#血糖計 #生物傳感器
#生物電子學 #胰島素
#靛藍染料 #板藍根 #纖維素酶
#生物工程 #克隆
#垃圾堆填區 #DNA 測序
#微生態 #甲烷
#誘導型多能幹細胞
#轉錄因子 #複製羊
#動物實驗 #快測 #驗孕棒 #抗骨

基因開關掣

#表觀遺傳學　#基因修飾　#基因表達

我們有時會把 DNA 比喻為一本說明書：它指導細胞怎樣組裝一個東西。DNA 告訴細胞怎樣製造蛋白質及如何運作，令生物發育和生長。科學家研究 DNA 序列來了解基因在生命中的功能與調控，就好像廚師參考食譜一樣，研究內裡的步驟來炮製菜餚。

舉個例，甲和乙買了相同的食譜回家，甲將食譜放在書架上，乙則將它放在廚房的桌上。雖然兩本食譜的內容一模一樣，但乙比甲烹煮較多的美食，因為他的食譜放在廚房方便下廚時打開和閱讀。基因對一個人的健康有重要作用，但行為和環境是重要的影響因素。表觀遺傳學是研究「基因食譜」怎樣被翻開或合上：一個基因的表達，受環境和行為影響，它不會改變 DNA 序列（烹飪步驟），但會改變基因的開啟和關閉，就有如一個人會否把食譜從書架上拿出來研究然後按照步驟烹調，進而影響蛋白質的生產。

表觀遺傳學的英文名稱「epigenetics」中，其詞頭「epi」詞源來自希臘語，意思是在某物之上；整組字連起來就是在基因之上的意思，表觀遺傳所說的正正就是遺傳密碼之外的因素。某基因可能會因為一個人所處的環境和行為（例如飲食、運動和接觸污染物）而變得更容易或更難以表達。例如，健康的飲食和適量的體能鍛煉會「開啟」對身體有益的基因，同時「關閉」有害的基因。這樣，身體就會按照這些開啟的 DNA 資訊生產幫助我們保持健康的蛋白質。與遺傳變異不同，表觀遺傳的變化是可逆的，它不會改變 DNA 序列，但可以改變身體如何讀取 DNA 序列。「基因表達」是指根據 DNA 的指令生產蛋

白質的頻率或時間。遺傳變異會改變所生產的蛋白質組成,而表觀遺傳變化則會開啟和關上該基因以影響其表達。

　　DNA 不僅是指基因,它還包含影響蛋白質表達的非編碼序列。表觀遺傳學研究的是這些序列和環境對基因表達的影響。表觀遺傳修飾是指在 DNA 序列上進行的化學改動[1],有如在基因上安裝了控制蛋白質生產的開關掣,進而調節細胞的功能和發育。這種修飾因不同細胞而異,確保每個細胞只產生其所需的蛋白質。雖然身體內的細胞擁有相同的基因,但透過修飾來調控其表達,可以選擇性地產生不同的身體組織。

1　見〈4.2 DNA 剪下和貼上〉。

5.6

端粒唔補好易老
#端粒 #染色體 #衰老 #生物標記 #細胞分裂

在中學時代，有一個同學曾告訴筆者他只希望活到40歲，因為怕自己老來多病痛，「收尾幾年」捱得辛苦。竟然有人不想長命百歲——當年同學如此害怕衰老的想法令筆者感到十分震撼。幸好，這位舊同學至今仍健在，四十有多的他還對「養生」有點研究。但仔細想想，現代醫藥進步，食物、居住環境衛生和安全的改善降低人的死亡率，我們可以預期自己比幾代前的祖先活得更長久，現時全球的百歲人瑞亦數以萬計。但是，隨著年齡增長身體也會顯現衰老的跡象：先有白頭髮和面部皺紋，然後是視力、體力、反應等身體機能轉差，再伴隨一些慢性疾病，例如心血管病、失智症、癌症⋯⋯確實令人害怕。年華逝去不可逆轉，我們是否就此束手無策？

細胞衰老

要了解衰老，科學家並不膚淺地只看皺紋，而是透過生物科技深入分子層面，揭露衰老之謎，或許也可以從中找到方法來延長我們的壽命。身體細胞內的DNA、蛋白質和代謝物受到隨機損傷，這些損傷會逐漸累積，最後超出身體正常的自我修復能力；這些物質會逐漸削弱細胞、組織，以及人體器官系統的正常功能。科學家

現已能夠透過測量特定基因的活性、細胞代謝物及其組合，作為計算「生理年齡」的生物標記，同時也可以用這些標記來預測老年疾病和伴隨的死亡風險。我們愈來愈了解導致身體衰老的生化機制：細胞內基因損傷的數量隨著年齡增加，縱使身體修復這類損傷，之後也可能在 DNA 上留下痕跡，形成另一種的衰老標記。此外，DNA 損傷還與細胞衰老（細胞無法再分裂）有關。

1960 年代，美國生物學家海佛烈克（Leonard Hayflick）培養人類細胞時，發現細胞最多只能分裂約 50 次，之後就不再分裂。他發現人類正常細胞的複製能力有限，只有癌細胞才永生不死，而且能夠不斷複製。正常細胞內好像有一部計數器，可以點算著它們的複製次數，當過了某個臨界點，細胞便進入衰老階段。這個細胞分裂極限概念稱為「海佛烈克極限」。他的發現闡釋了細胞層面的衰老，首先，細胞是生物的基本單位，如同一部機器的零件。當零件自然耗損，機器內的運作便會出現故障。同樣道理，身體衰老的現象，是細胞損耗的累積所致。

在細胞內，攜帶著基因的 DNA 長鏈必須盤繞壓縮，形成稱為染色體的構造才可以收藏在細胞核裡。位於每條染色體的末端，都有一段稱為「端粒」的特殊 DNA 序列保護染色體。當細胞即將分裂時，需要把染色體複製一次。但是問題出現了，原來在每次複製染色體之後，端粒都會縮短一小段。久而久之，端粒消耗殆盡，不能保護染色體，所攜帶的遺傳資訊也會隨之消失，緊接而來的是細胞亦失去分裂能力，因此細胞分裂的次數是有極限；到了極限，最

終步入衰老。端粒就像生命的時鐘,一開始便為細胞倒數。我們一生都在積累這些衰老細胞,但這並非壞事,因為如果細胞分裂太多次後造成 DNA 損傷,而它們又繼續複製已損傷的 DNA,便會產生基因有缺陷的細胞,這對身體可能造成致命的傷害。

身體內有少數細胞其實並不遵循海佛烈克極限,例如造血細胞、幹細胞和生殖細胞,它們都必須藉不斷分裂和複製來維持身體機能。這些快速分裂的細胞裡,具有活躍而且能夠調控端粒長度的酵素「端粒酶」,它能夠把端粒修復甚至延長,使細胞分裂次數增加。2009 年獲得諾貝爾生理醫學獎的布雷克本(Elizabeth Blackburn)、格萊德(Carol Greider)和索斯塔克(Jack Szostak)這三位學者發現了端粒和端粒酶保護染色體的機制。DNA 的確會在複製過程變短,不過每次減短的都是端粒內的序列,而端粒酶可以把減短了的部分加回來,以維持端粒長度。有端粒酶來保護端粒,端粒就可以保護染色體。在實際情況,大多數正常細胞不會經常分裂,因此它們的染色體沒有縮短的風險,亦不需要高活性的端粒酶。但是,絕大部分癌細胞因為具有失控的端粒酶活性,所以有無限分裂的能力而快速生長,在體內形成腫瘤,因此有人提出通過抑制端粒酶來治療癌症。

衰老體內的不死喪屍

至於那些無法再分裂的衰老細胞還沒有死,只是變成卡在生和死之間的「喪屍細胞」,在身體各處搞破壞。它們會刺激人體免疫

反應，將受損細胞清除。年輕健康的免疫系統能夠清除絕大部分的受損細胞，但是老化的免疫系統的清除效率會下降。歲月催人，身體內的受損細胞累積並引起發炎狀況，導致潛在的健康問題。開始時，相對少量的衰老細胞持續分泌促炎性細胞因子（inflammatory cytokine），污染並損害鄰近的健康細胞，從而把炎症散播。但往後，因免疫系統力有不逮，衰老細胞的數量逐漸增加，就像喪屍一樣，一變二、二變四、四變八，這樣的惡性循環不斷進行。這些細胞隨年月增加和積聚，影響身體承受病變的能力。除了導致減慢病後康復、修復受損組織的速度之餘，還會降低大腦認知功能。因此，細胞衰老與癌症、心血管病、中風、關節炎以及老年癡呆等多種老年疾病相關。

自古以來人類尋找長生不老藥之心不死。雖然這崇高目標到今天仍是遙不可及，但是科學家正不斷增加對衰老機制的認識，拉近與目標的距離。研究人員在年輕小鼠血液中分離出一種蛋白質，然後將之注射入年老小鼠體內，年老小鼠經此治療後顯現回復年輕的跡象，肌肉耐力、心臟與腦功能的生物指標都得到改善。但是，要將這種「青春血漿」方法應用到人類身上恐怕會面臨許多倫理爭議。不過，這些實驗結果顯示，人類也有可能經治療逆轉衰老。另外，如果能夠殲滅喪屍細胞，就有望幫助我們延緩衰老。

有研究已經發展出標靶分子療法，針對並清除喪屍細胞而無損正常細胞。科學家找到一種抗衰老藥，能夠干擾喪屍細胞表面的蛋白質，使細胞啟動凋亡（自我毀滅）程序，令本來不死的喪屍細胞

萎縮、崩潰和裂開，然後被巨噬細胞吞噬和消化。沒有衰老細胞累積起來破壞鄰近正常細胞，便可以防止組織內的發炎，從而預防身體衰老與病變。此外，也有小鼠實驗已經證明，針對與長壽有關的基因進行基因治療[1]，能夠逆轉常見的老年疾病。科學家現時在動物測試中，成功以此延長牠們的壽命。於不久的未來，用在人體的抗衰老藥將屬預防性藥物，即是在身體發病之前去除衰老細胞，以阻止疾病的形成。對，這裡說的抗衰老藥是用來治病，並不是「去皺美顏」用的。

端粒唔補好易老

科學界有多個衰老理論，但最受追捧和得到充分支持的，是一篇發表於 2013 年的論文所定義的「衰老標誌」[2]，即是發生在生物體內的多種生化變化。論文解釋它們如何互相作用，導致生理狀態逐漸脆弱、功能受損，驅使老年疾病的形成。以該理論為基礎，科學家在這十年深入洞悉如何直接干預這些衰老過程。我們亦已經確定端粒縮短、細胞衰老和動物個體衰老之間的因果關係，例如缺乏端粒酶的小鼠身上出現提早衰老的跡象。端粒與細胞壽命相關，

1　基因治療（gene therapy）利用分子生物學方法，將目的基因導入患者體內，使之生產目的產物，從而治療疾病。

2　衰老標誌（hallmarks of aging）在 2013 年由多位分子生物學家共同提出，他們列舉衰老的生物化學本質及機制，當中包括九個不同類別：基因組不穩定性、端粒縮短、表觀遺傳變異、蛋白質穩態喪失、營養感應失調、線粒體功能障礙、細胞衰老、幹細胞衰竭和細胞間通訊變異。隨著衰老研究迅速發展，學者在 2022 年末提出更新論點，補充自噬機制受損、RNA 剪接失調、微生態紊亂等五項衰老標記。

也和人的壽命相關。有研究指出,長者的端粒平均比兒童的短。此外,端粒愈短的人死亡風險愈高。不過,單憑量度細胞內端粒的長度並不能直接反映一個人壽命的長短,正如體重的高低不能代表壽命的長短,而是僅可以當做其中一種健康指標。

布雷克本的端粒研究,由最初細胞層面的基礎生物學,擴闊到環境因素如何影響端粒。她更與健康心理學家艾波(Elissa Epel)合作,一起走入人群,探索心理健康和身體健康與端粒長度的關聯。所得的結果顯示,年幼時經歷過的壓力、不良的環境及社會因素,都足以令端粒縮短,而這可能終身影響端粒的保養,持續地影響著身體健康。她們也發現,改變日常的習慣可以保護端粒,並延長「健康壽命」,即是健康、活躍和無疾病的年限,而不僅是「長壽」。她們總結各地的研究,揭示健康飲食和生活方式、多運動和減少精神壓力等因素,可以減慢端粒損耗的速度。反之,睡眠質素差、不良飲食習慣、缺乏運動、長期承受精神壓力,甚至負面情緒都會加快蠶食我們的端粒。原來,要維持端粒以保持健康,科研結果所給你的建議——鍛煉體魄、食好瞓好、積極樂觀……都只不過是老生常談。

記不清楚從哪時起,香港人很愛說要和別人「鬥長命」,不論你的競爭對手或敵人是誰,鬥長命必先保養好端粒!在我們熱切盼望科學家開發出長生不老藥的同時,也要保持鬥志,樂觀面對困境,化壓力為意志力,心存希望,逆流而上,才能笑到最後。

延伸閱讀：

Epel, E., Blackburn, E. (2017). *The Telomere Effect: A Revolutionary Approach to Living Younger, Healthier, Longer.* (《端粒效應：諾貝爾獎得主破解老化之秘，傳授真正有效的逆齡養生術》). Grand Central Publishing.

吃番茄保健不是夢

#遺傳因子 #育種 #基因編輯 #GMO

現代生活，只需要在超市網站點擊幾下，足不出戶就可以購買到新鮮食材。不久前因為防疫，我們都比以往有更多時間留在家中。無論你是吃外賣吃到怕，或是注重飲食健康，都總會有更多機會親自下廚，甚至將家裡的窗台開闢成迷你菜園，實行自己香草自己種。

耕種確實是一項極為重要的發明！一萬多年前，人類已有計劃地栽培植物食用，把原本是野生的植物大量種植，經過不斷的篩選和馴化，那些植物演變成具備人類喜歡的特質的品種，例如有各種顏色、大小和甜度的粟米。以現代的用語來說，即是有經濟價值的農作物。數千年來，育種的基本道理都沒有改變：農夫首先找出理想的植株雜交，培育出更好吃及更好看的農產品，並期望植物的優點可以一代傳一代。然而，子代（即下一代）植物往往不能完全遺傳這些優點。育種的原理雖然簡單，但是極費時間，農夫還需靠上天賜一點運氣才能夠成功改良植物。

生物科技
時光機

當 科 幻
成 為 事 實

青豆實驗

　　十九世紀中葉，奧地利教士孟德爾花好幾年的時間做了一連串青豆雜交實驗，令「遺傳因子」這個概念得以問世。他細心地區分青豆植株表徵，包括花和種子的顏色和形狀。他把兩種花色的植株雜交授粉，有趣地，其子代只會顯現一種顏色。但是，孟德爾還發現一個更奇妙的現象，就是當子代進行自花授粉，某個比例的後代會顯現子代未出現過的特徵。孟德爾提出這結果是由「隱性」因子所致。子代只會顯現「顯性」因子，但隱性因子則可能遺傳數代。他進而發現一些遺傳學規則，一個特徵由兩個遺傳因子控制，較強勢的因子負責該表徵的顯現。這些發現讓我們現在明白生物特徵的表現是可以透過比率來計算。

　　分子遺傳學於二十世紀逐步發展，科學家對細胞內的遺傳物質了解更多，並開始試圖用物理方法介入生物體的生化機制，他們試過用輻射，甚至用化學劑處理等人工手段，稍微加速物種基因的突變。但是，這些誘導隨機的變異就更加靠運氣，而且我們也不知道它結果會變成什麼樣子。到了 1970 年代，科學家終於找到一個更快更精確修改 DNA 的方法：基因工程。自此，科學家能夠在更短的時間內，以更有把握的技術來改變生物的基因，創造出基因改造生物。

　　科學家首先要確定想改良出來的植物有什麼特性。此處以製造抗蟲粟米來減少依賴農藥作為例子。他們在蘇力菌（Bt）中發現一

個在傳統農業中具天然殺蟲劑效用的基因，於是便用基因工程把這個基因片段嵌入粟米的基因組裡面，造出抗蟲的基改粟米。不過，當時的科學家沒有辦法將 Bt 基因嵌在粟米 DNA 中的指定位置。萬一嵌錯位置，很可能會令原本物種某個功能的基因失效；又或者嵌入這段外來基因後，出現意料之外的新功能。因此，基改農作物必須經過審查和測試。在基改粟米的例子中，首先是確保它具有預期的抗蟲特性，然後要確保它不會出現對人體或環境有害的新性狀，才可以獲批推出市場。在過去的 30 年裡，基因工程為人類快速地培育出超過一百種基改農作物，例如芥花籽油、粟米、棉花、木瓜、薯仔等，這些都是我們日常會接觸到的產品。這些新品種的優點包括提高蛋白質和熱量、能抵抗病蟲害、耐旱抗寒、增加產量、節省資源和降低生產成本。

百變基改番茄

第一個供人食用的基改食品是在 1994 年上市，那就是具有更長保質期的「Flavr Savr 番茄」。或許不少科學家都很喜歡吃意大利菜，因此他們很早便對番茄的生物化學研究得很透徹，才能夠想出這個主意！他們為 Flavr Savr 添加外來基因，以抑制果實內產生降解果膠的酵素，從而減慢番茄成熟後，因為外皮過早變軟而腐爛的速度。這樣有助農夫可以等待果實完全成熟後，產生更多風味時才採摘下來運往銷售。可惜因為營運成本太高，這產品無法為公司獲利，所以只短暫上市三年便停產。但是科學家改良番茄之心不死，

之後的基改例子還有抗逆番茄[1]、防蟲番茄，還有添加維他命 A 的番茄。

近年崛起的基因編輯，能夠利用 CRISPR 技術在目標生物的基因組中產生精準且更快的變更，是比傳統基因改造技術有更高效率的分子育種方法。[2]這是通過修飾基因來控制基因的表達，在改變目標功能或成分的同時，完全保留生物原有的其他性狀。其實從分子層面來看傳統雜交配種和基因改造技術，它們育種新農作物的原理相同，不過 CRISPR 基因編輯則能夠大幅縮短育種的時間，而且容易操作和成本低，更免除了以往育種方法「隨機變異」的缺點。因此 CRISPR 技術在作物育種領域的應用上火速普及。除了幫助提高農作物產量以外，近年的育種研究多集中於改變植物內營養成分的代謝。

科學家真的很擅長改造番茄，尤其是在 CRISPR 基因編輯技術發明之後。不久之前，就有英國研究團隊稍微編輯番茄基因，使它成為新的維他命 D 攝取來源。我們的身體曬太陽後，只能夠產生小量維他命 D，所以我們仍需要從膳食中獲取這營養。然而，絕

1　抗逆植物能夠忍耐較嚴苛的的種植環境，是擁有如抗旱、抗鹽、抗風、抗凍等特性的植物的統稱。

2　基因改造作物（gene-modified crops, GM）通常是指在物種裡面嵌入一段原本不存在於該物種（異源）的基因片段。而基因編輯作物（gene-edited crops, GE）的定義通常是指修飾後的物種不含有異源基因，因此常見的例子是在物種的基因組中刪除某基因。然而技術上，「GM」和「GE」皆可以把基因組作一樣的人工修改，即運用基因工程中的分子剪刀（不限於CRISPR）將DNA剪開，然後插入或刪除某基因片段。

大部分的蔬果都缺乏維他命 D，即使天然番茄含有簡稱 7–DHC 這種維他命 D 的前驅物，但植物中的 7–DHC 還原酶會將該物質轉化為膽固醇協助生長，因此在成熟番茄果實中的 7–DHC 含量通常很低。研究人員用 CRISPR 技術刪除番茄中 7–DHC 還原酶基因，使「CRISPR 番茄」內這特定的生化途徑不運作，7–DHC 便在植物中大幅累積，最後研究人員再用紫外線 B 照射番茄，使 7–DHC 轉化成維他命 D。細胞內的代謝作用千絲萬縷，科學家把生物的一小段 DNA 剪掉反而令它增添額外營養！研究人員指，兩個 CRISPR 番茄含有足夠一日所需的維他命 D，絕對可以滿足消費者的味蕾和營養需求。

日本在 2021 年已經有 CRISPR「高 GABA 番茄」於市場銷售。創造這個新產品的關鍵，也是靠精準的 CRISPR 剪刀，將植物中表達 GABA 分解酵素的基因刪除，使 GABA 積聚在果實中。GABA 是重要的神經傳遞素，它能抑制神經系統，所以有鎮靜作用。在日本，補充 GABA 的保健食品很受歡迎，它們聲稱具有有助放鬆、紓緩壓力和改善睡眠之效。但筆者必須提醒大家，這類保健品能夠紓緩壓力和有助睡眠的根據其實很薄弱。話說回頭，日本政府與民眾對基因編輯食品的接受程度頗高。值得留意的是，日本當局對基因編輯食品的監管原則是，如所衍生的產品確認不含外源基因，則視為非基因改造，亦即不受基改食品相關法例所規範。在高 GABA 番茄的基因編輯中，植物原有的某個基因被刪除，這種微小改變亦可以自然發生，原則上免除民間對食品和環境安全的疑慮，因此它毋須經過安全審查便能夠上市。

　　基因和 DNA 現今已經成為大眾媒體常用詞彙，但有趣的是，大眾仍然對基因改造農作物抱持很大的懷疑與誤解；與此同時，我們的飲食已經出現各樣的基改食品，如快速長大的三文魚、低脂豬扒、超甜粟米、不變黑的蘋果、黃金米，還有抗逆小麥……隨著 CRISPR 的分子育種技術高速發展，加上社會相對較接受基因編輯的食品，在可見將來，以低廉價格吃一顆保質期長而風味濃郁，兼可改善情緒又維他命 D 滿滿的番茄不是夢。

5.8

從培養碟到餐碟

#基因工程 #幹細胞 #細胞培養技術 #道德爭議

　　齋雞粒、齋燒鵝、齋叉燒⋯⋯人類總是「齋口唔齋心」,「素漢堡」、「植物肉」之類名字自相矛盾的新食品近年迅速流行起來。在超市貨架及食肆餐牌上可供我們選擇的仿肉產品愈來愈多,它們是由什麼製成的呢?傳統素食中常用到麵筋,是以小麥中的蛋白質製成。新興「素肉」的蛋白質多提取自豆類和薯仔,脂肪就來自椰子油和菜籽油等。生產商想盡辦法創造獨特的配方,將各種植物成分跟配料混和,以模仿真肉的質感和鮮味。

有「肉味」的生物科技

　　不少食品公司一直嘗試製作能與新鮮牛肉漢堡媲美的素漢堡,但依筆者觀察,事實上並沒有很多產品能真正做到,畢竟植物材料與肉類的質感實在是兩回事。要滿足人類對肉代替品的需求和不斷提高的口味要求,生物科技又大派用場。茹素的美國生物化學家 Patrick Brown 獲得資金,在 2011 年成立初創公司「不可能食品」,研究漢堡牛扒的科學。他發現血基質[1]分子是烹調肉食時散

1　血基質 (heme) 是血紅蛋白內攜帶氧氣的含鐵分子,存在於絕大部分的生命中。

發獨特肉香的關鍵所在，於是他設法從植物中產生大量血基質，並決心製造出最有「肉味」的素漢堡。他的團隊從黃豆中找到豆血紅蛋白（leghemoglobin），這物質的化學結構與動物的血紅蛋白類似，也因為呈紅色，所以亦可用作食物色素。於是他們利用基因工程，在酵母的基因組中加入豆血紅蛋白基因，使之能夠產生這種蛋白質。為了模仿碎牛肉的質地和外觀，他們再結合水、植物蛋白、葵花籽油、椰子油和天然香料等材料，製成「不可能漢堡」。

2018 年，在這個素漢堡登陸香港市場之初，有傳媒邀請筆者試食並進行訪問。一個工作天中午，我們在蘭桂坊一間餐廳一同試新菜，那次的午餐令筆者印象深刻。鬆軟的麵包夾著熱騰騰的漢堡，表面煎得酥脆又不太焦黑，散發著誘人的香氣，這必定是血基質發揮功效。外觀只屬其次，漢堡的肉汁才是重點。一口咬下去，筆者就感到它的美味在口中緩緩擴散，微溫而帶點鹹的「肉汁」充滿整個口腔。漢堡「肉質」濃厚，內裡微紅和有丁點易碎，在新鮮的蔬菜和經典的醬料下巧妙地取得平衡。雖然它仍然不夠牛肉味，但是那如同普通漢堡扒的色澤和香氣，令人一試難忘，這塊不可能漢堡真的是筆者吃過最好的素漢堡。

來用生物科技滿足人類的「肉望」

有些消費者出於個人或環境原因而選擇這些肉代替品，減少肉類的攝取，而有些人則純粹欣然接受多一個食品選擇。「素還素，肉還肉」，肉類是營養豐富的食物來源，提供我們必需的胺基酸，

紅肉更提供預防貧血的維他命 B_{12} 和鐵質。身體需要這些營養來維持健康運作。植物只含少量的蛋白質，因此我們天生就會出於人體對營養的渴求而渴望吃肉。想像一下，現在你有機會吃美味的漢堡扒，但不用殺死一隻牛，是否一件很神奇的事？要滿足人類的「肉望」，同時平衡營養需求和減少環境負擔，生物科技實在是幫緊你幫緊你！

　　畜養動物生產肉食受到土地和水資源的限制，科學家正設法在實驗室製造「培植肉」[2]，開發新的蛋白質食物來源。透過組織工程學（tissue engineering）和幹細胞技術培植所得的人造肉，使人類不經畜養及宰殺動物就能得到食用肉。相比傳統生產過程，人造肉理論上需要較少的資源，亦可以避免工業化畜牧引起的環境問題和道德爭議。培植原理是先從動物身上採集肌肉組織樣本並分離出幹細胞，再用營養液在生物反應器內培養。這些幹細胞持續分裂數星期後，技術人員再誘導幹細胞分化成肌肉細胞，他們需要確保絕大部分的細胞都轉變成肌肉細胞。在容量有數千公升的生物反應器內，如果細胞每天分裂一次，只需要十來個細胞，經過兩個月就能製造出五萬多公噸的肉品，足夠用來製作 8,000 塊四安士標準漢堡扒；而那隻被抽樣的牛牛仍然在田野間過著幸福安逸的生活。如是者，我們即使食肉都不用殺生。依同樣的技術，我們可以在實驗室培植家禽、海鮮和其他肉產品，甚至牛奶。

2　培植肉（cultured meat），意思就是在實驗室應用細胞培養技術（cell culture）所生產的肉產品。也稱作人造肉、試管肉或合成肉。

這些如釀啤酒般，在不鏽鋼發酵桶生成的培植肉還需要稍作加工方能推出市面。研究人員要設法製作一個能讓細胞附著和增殖的三維支架，來模擬動物肌肉纖維的結構。如想提高培植肉的像真度，肌肉、脂肪和結締組織也需細心調校比例，以增添成品的口感。目前培植肉的技術還在發展，專家仍需要解決兩個主要問題：製造成本和味道。十年前，當科學家向公眾介紹第一塊實驗室培育的漢堡時，它的生產成本足以購買一輛豪華跑車，而且口感確實有很大的改善空間。此外，培養液必須含有細胞生長的營養和分化成肌肉細胞的誘導物質。當中以往常用的補充劑是胎牛血清，這是一種提取自母牛懷中的牛胚胎，富含生長因子的營養混合物。但是，胎牛血清除了很昂貴之外，它的提取方法更被認為是不人道。[3] 許多公司因此已經不再使用，並找到不含動物成分的化學培養液配方替代。到最近，各種技術的快速發展和改良，讓培植肉原本極高的生產成本大幅下降，按照這種趨勢，專家相信培植肉有可能在短時間內量產，與傳統肉類競爭。

培植肉公司都聲稱，在實驗室生產的肉可以減少肉類生產的環境成本，因為他們只需要資源來生產和維持所需的細胞，而不是將整隻牲畜由出生開始飼養，再等待牠成長。與傳統肉類生產相比，他們估計由於不需要餵飼和大量用水來圈養動物就能夠得到同樣的肉，所以如果能夠廣泛應用這技術，利用生物反應器生產培植肉可以減少土地、用水和碳足印[4]，提供更可持續的畜牧代替方案，有助減輕地球的負擔。但須留意，事實上目前只有少數研究數據可以用來詳細評估培植肉對環境的影響，以上培植肉的優點也只是基於很多的合理假設。

你好，培植肉！

2020 年底，搶奪很多科技人才的新加坡政府已經批准當地販售培植肉，是第一個批准培植肉作商業銷售的國家，更贏得培植肉研發重鎮的美譽。售賣培植炸雞塊和培植雞肉串燒的食肆，成為新的旅遊打卡熱點！之後美國當局亦對一間初創公司批出安全許可，最快可於 2023 年將培植肉推出美國市場。但與此同時，他們的市場競爭對手——傳統肉類生產商——卻爭辯，培植肉不應該標籤為「肉」，並質疑大眾能否接受實驗室生產的食品。亦有調查顯示，公眾目前對食用培植肉的興趣不大。然而，一些消費者可能願意支付高一點的價錢，來購買符合道德和環境正義的肉品。若果一些較昂貴的食材如魚子醬、鵝肝或魚翅有實驗室的培植版本，或者在市場上更有競爭力。

與本文開首提及的植物肉相比，培植肉的技術、監管和規模化門檻都非常高。即使現在培植肉研發成功並開始在商業上可行，但這些產品在市場將面臨各方的刁難。首先，培植肉與基因改造食物之間存在相似之處，儘管科學證明基因改造作物對環境和健康而言是安全的，許多消費者仍然很抗拒；另一方面，其他消費者可能對培植肉的質素有較高的預期，容易產生期望落差。而且，培植肉通

3　屠房有時候會發現懷孕的母牛，而母牛體內未出生的小牛稱作胎牛。胎牛血清就是在這些胎牛身上提取製成，過程會使胎牛承受強烈痛楚，因此存在道德倫理爭議。

4　碳足印指製造一個產品所產生的溫室氣體總排放量，用以估算人類活動對生態環境的影響。

常會被配上誤導人的標籤,例如「合成」、「人造」和「假肉」,容易產生負面聯想,令大多數人對培植肉的第一印象是違反自然而心生厭惡。不過,隨著媒體對生產培植肉的理念和益處的報道漸多,明白了培植肉有助消除對動物的殘忍對待,而且更具環境可持續性,消費者將相當有可能更易接受這個嶄新的生物科技食品,並把他們的關注轉移到需求、監管和恰當標籤的討論。

（本文僅提供食品生物科技資訊,並非推介任何商業產品。）

#表觀遺傳學 #基因修飾
#基因表達
#端粒 #染色體 #衰老
#生物標記 #細胞分裂
#遺傳因子 #育種
#基因編輯 #GMO
#基因工程 #幹細胞
#細胞培養技術 #道德爭議
#表觀遺傳學 #基因修飾
#基因表達
#端粒 #染色體 #衰老
#生物標記 #細胞分裂
#遺傳因子 #育種
#基因編輯 #GMO
#基因工程 #幹細胞
#細胞培養技術 #道德爭議
#表觀遺傳學 #基因修飾
#基因表達
#端粒 #染色體 #衰老
#生物標記 #細胞分裂
#遺傳因子 #育種
#基因編輯 #GMO
#基因工程 #幹細胞
#細胞培養技術 #道德爭議
#表觀遺傳學 #基因修飾
#基因表達
#端粒 #染色體 #衰老
#生物標記 #細胞分裂

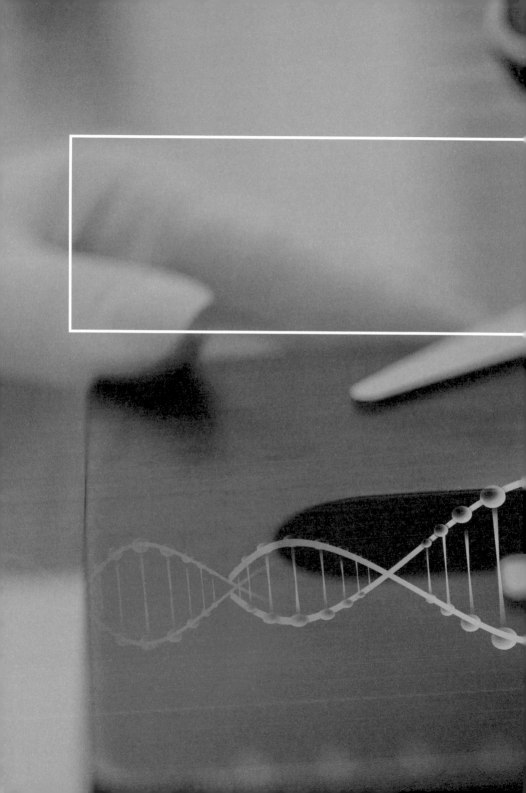

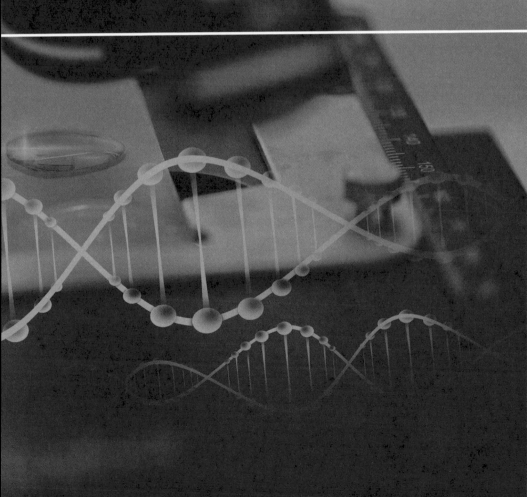

第六章

當科幻
成為事實

CRISPR 革命

#基因編輯 #CRISPR 治療 #嚮導 RNA #上帝之手

生物科技近年來以驚人的速度發展，其中 CRISPR 技術最大的貢獻在於能精準地編輯基因。這技術最初源自科學家發現細菌抵抗病毒感染的機制：許多細菌細胞中都具有這種稱為 CRISPR 的後天免疫系統，在根除病毒後，細菌會儲存病毒的基因序列片段，以便將來能偵測和摧毀再次入侵的病毒 DNA。而這系統中的蛋白質 Cas9[1] 能夠以特定方式，準確地找出和破壞病毒 DNA 並使之降解，從而終止病毒感染。

然而，直到 2012 年，道納（Jennifer Doudna）與夏龐蒂耶（Emmanuelle Charpentier）才意識到可以借助細菌這個免疫機制作為基因工程的工具，她們把這個原是細菌內的 CRISPR 系統放進想要修改的細胞，以前所未有的精確度刪除或插入 DNA 片段。這項革命性的發現令人極為雀躍，因為我們往後可以利用這個方便的基因編輯工具，促進各種遺傳病治療的開發，甚至實踐過去難以辦到的實驗操作。這項生物科技的重大突破為許多不治之症帶來曙光，更為兩位學者帶來 2020 年諾貝爾化學獎。

細菌的 CRISPR 機制，是聽憑細胞隨著時間記錄它曾接觸過的病毒。而重要的是，這些遺傳資訊會留給細胞的後代，因此細胞

不僅是自己能夠免疫，而且許多代之後的細胞都免受病毒侵襲。細胞通過 CRISPR 保留曾來襲的病毒 DNA 片段，將其插入細菌自身的染色體。細胞機制就會按 CRISPR 內的序列轉錄出 RNA 分子，當這一小段來自 CRIPSR 的 RNA 與 Cas9 蛋白結合，便形成一個充當哨兵的複合物。這個哨兵在細胞內流轉，不斷搜索病毒 DNA 的蹤跡。若找到與 RNA 序列匹配（能產生相互作用）的 DNA 位點，複合物就會與之結合，並引導 Cas9 迅速地在準確位置切割該 DNA。我們可以把 CRISPR 想像成一把分子剪刀，能夠導致 DNA 雙螺旋分子的斷裂[2]。值得注意的是，這個複合物是可編程的（programmable），因此我們可以將「CRISPR–Cas9」設計成能夠識別目標 DNA 序列，並在特定的位點剪斷 DNA。

由發現進化至發明

道納和夏龐蒂耶發明 CRISPR–Cas9 基因編輯技術作為基因工程的工具，能在細胞內特定 DNA 位點上切割，接著引入精確的基因更改。細胞能夠察覺 DNA 受損並自行修復，換言之，當細胞偵測到這種斷裂時，可以通過對該位置的序列進行微小的改變（小至一個鹼基字母），然後將斷開的 DNA 末端黏貼起來；或可以在斷裂部位整合新的 DNA 片段，以修復該斷裂。因此，如果我們有辦法

1　Cas9 是一種細菌 RNA 引導的核酸內切酶（endonuclease），它需靠嚮導 RNA 與 DNA 之間的鹼基互補配對來識別和切割目標 DNA。
2　雙鏈斷裂（double-strand break）是指雙股 DNA 分子的兩條鏈在同一位置被切割時的現象。雙鏈斷裂可觸發細胞把 DNA 修復，過程可能造成基因重組。

在 DNA 的精確位置剪一刀，就可以藉著觸發細胞內的修復程序，來刪除某基因，或加上新的遺傳資訊。

如果我們能夠將 CRISPR-Cas9 編程，使細胞內導致疾病的突變位置（或該基因附近位置）發生 DNA 斷裂，就可以誘發細胞修復該遺傳變異。事實上，基因工程並非新鮮事物，這技術自 1970 年代就開始發展。科學家亦早已擁有 DNA 測序、DNA 複製甚至將之操縱的各種技術，這些都是很有前景的生物科技。但是過往的基因改造技術的問題是效率低和難以運用，以至許多科學家沒有將之應用於自己的實驗室，也遑論臨床應用。因此，相對簡單易用的 CRISPR 技術對科學家來說便很有吸引力，它比傳統的基因編輯方法省力和快速得多，而且成本相對低廉。我們可以將早期的基因工程技術，比喻為每次你要運行一個新軟件時都必須重新裝配你的電腦；而 CRISPR 技術則好比一套強勁的基因組軟件，科學家能輕易地利用 RNA 對其進行編程，操作上減少了研究員的時間和工作量。

萬能的 CRISPR-Cas9

CRISPR-Cas9 技術由兩部分組成：負責識別目標基因的嚮導 RNA（guide RNA），以及 Cas9 蛋白。編程的意思，是科學家利用人工合成技術訂製嚮導 RNA，當它鎖定需要修改的 DNA 序列，被引導至該正確位置的 Cas9 蛋白隨即進行切割。顧名思義，這些嚮導 RNA 就像引路人一樣，帶領 Cas9 蛋白到達精準的位點，使基因編輯得以進行。

一旦在 DNA 中產生雙鏈斷裂，科學家就有機會做到許多令人驚嘆的事情，例如糾正導致鐮狀細胞性貧血的遺傳變異。他們將首個 CRISPR 治療應用於血液中，原因是與身體其他組織相比，將 CRISPR 送到血液細胞較為容易。目前，大量基於動物模型（如老鼠和猴子）的人類疾病研究正在進行，這些研究可測試這技術在特定組織中的應用，例如弄清楚如何將這個編輯工具傳送到細胞內。CRISPR 在細胞的特定基因作出的「微調」，令科學家可以得悉它們的表現和功能，和這些 DNA 改變如何影響組織或整個生物，有助研究疾病的成因。科學家可以更仔細了解如何控制 DNA 在切割後的修復方式，以及弄清楚如何減少脫靶（off-target）[3] 等意外。這項當今最為先進的基因編輯技術已經在成人身上進行臨床治療。未來幾年，我們可以預料 CRISPR 治療將在全球逐漸普及。與此同時，大量專注於 CRISPR 技術的初創公司如雨後春筍般湧現，並吸引了許多風險資本家的投資。一切都意味著這技術將會加速發展和應用，有望在不久將來為人類帶來更多的醫療福祉。

除了基礎科學研究和疾病治療以外，CRISPR 技術還廣泛應用在許多其他領域，例如工業材料開發、疾病篩查和診斷。也可以通過對基因作精確修改，從而創造出具有特定特性的生物：根除入侵物種和害蟲、剔除食物中致敏物質、改善農作物營養、改良農作物性狀，甚至培育訂製寵物！

3　由於基因組中存在大量相似的序列，使基因編輯工具有時難以區分目標基因和非目標基因。脫靶是指在進行基因編輯時，不僅影響目標基因，還意外編輯基因組中其他的基因。脫靶可能導致不可預測的後果，例如意外的基因突變可能導致遺傳病變、細胞功能失調或甚至致癌。

還有更多可能，只要我們已經掌握產生這些特徵的所有遺傳資訊……

當科幻成為事實

人類得以輕易改變基因，進而「編輯大自然」，這場 CRISPR 革命令我們愈來愈接近上帝之手。但是，想像一下，我們能應用像利劍般精準的 CRISPR 技術，來設計出具有特定特徵的「設計師人類」（designer humans）——例如更強壯的骨骼、更高的身材、不同顏色的眼睛和頭髮，甚至是頭腦更聰明，然而，目前我們對於哪些基因能產生這些特徵的遺傳資訊仍所知甚少。一旦我們掌握了這些知識，此技術將會是一個強大的工具，可以改變我們的身體任何特徵——只要你喜歡的話。CRISPR 技術不僅適用於成體細胞，還可應用於胚胎，包括人類胚胎。這無疑踏進了倫理道德禁區，引發複雜的問題。我們必須慎重考慮伴隨科技進步的利與弊，我們所有人——不止是在 CRISPR 革命前線的專家——絕對有責任共同商討如何適當地利用這個擁有無限潛力的工具，並仔細審視相關的倫理問題，包括這技術可能帶來的意外後果和預期影響。

如果我們能夠做到，那麼我們應該這樣做嗎？

基於安全風險考量，全球專家已達成共識暫停 CRISPR 技術在人類胚胎的臨床應用，好讓科學界有時間深入研究所有問題，但他們不排除終有一日會使用此技術在胚胎上。類似的研究暫停措施在

二十世紀 70 年代就有一個先例，當時專家也曾暫停使用分子克隆技術，直到其安全性通過詳細測試。今天，「基因改造人」不再是科幻小說情節，而是可以讓我們近距離觸摸得到的現實，基因編輯動物和植物也正在發展。然而，任何先進科技都存在潛在風險。人類文明有賴於科技進步，但更需仰賴人性的良知與智慧。在我們手握 CRISPR 利劍大步邁近這條紅線之時，必須明智地在創新與防範風險之間找到平衡，制定嚴謹的規範，才能確保生物科技真正造福人類，而不是造成災難。

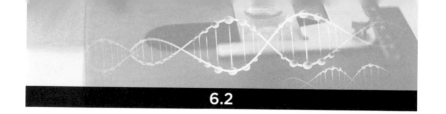

6.2

模糊的底線
#基因編輯嬰兒 #三親嬰兒 #粒線體捐贈治療

CRISPR 基因編輯技術的興起，使基改嬰兒成為近在眼前的事實。父母希望能給子女最好的，這項技術似乎提供了實現這個願望的機會，讓他們的子女贏在起跑線。但亦可以想像，他日這技術若普及使用，將為世界帶來諸多複雜的問題。

基改寶寶

儘管 CRISPR 看似易於操作，不像建造飛往火星的火箭那麼艱巨，但實際上基因編輯仍是一個複雜而且昂貴的技術。科學家正改良此技術，希望更精準靈活地將其應用。[1] 內地生物物理學家賀建奎在 2018 年聲稱成功編輯人類胚胎，使之能抵禦愛滋病毒（HIV），並讓世界上首對 CRISPR 女嬰誕生。這消息震驚全球 80 億人，科學界批評賀忽視倫理操守，因為事實上要預防 HIV 有更簡單可靠的方法，所以賀的做法並不具「醫療必要性」。CRISPR 最大的挑戰似乎並非技術問題，而是倫理問題。

基因編輯嬰兒的消息爆出之初，一些報道與評論多是圍繞技術的長期風險和影響還未清楚，所以賀「高才」將之應用到人類胚胎絕非深思熟慮這種「萬能 key」的說法。《麻省理工科技評

論》（*MIT Technology Review*）在翌年揭露賀未能發表的實驗報告手稿，而它未能發表的原因，是該報告被評為包含一連串具缺陷、遺漏、欺騙和自負的主張。[2] 國際生物醫學界認為，人類胚胎 DNA 是不得跨越的界線，我們不得在不肯定有沒有潛在惡果的情況下把 CRISPR 用於人類。賀編輯的是人類生殖細胞系（germline）[3]，所造成的基因改變將遺傳到嬰兒的後代，而任何變更都存在不可預測的風險。這事件再次顯示，生物科技發展速度遠快於社會共識與規範。

評論也指出，賀的研究報告忽略了實驗導致胚胎基因組編輯不統一的結果，令胚胎出現「鑲嵌現象」，意思是胚胎內不同細胞發生了不同程度的編輯：有些細胞可以是完整編輯，有些細胞只是部分編輯，有些則完全沒有編輯。這即是說，其中一名編輯嬰兒其身體的某些部位很有可能仍然容易感染 HIV。[4] 是以一眾專家認為賀利用 CRISPR 編輯胚胎以預防 HIV 的理據很荒謬和不負責任，難怪科學界譴責他為流氓科學家（rogue scientist）。

如果我們有能力編輯嬰兒基因，未來 CRISPR 技術又能夠達到完美精準，那麼我們應否這麼做？

1　例如尋找比 Cas9 更有效率的酵素，力圖阻止俗稱「剪錯位」的脫靶效應。

2　賀建奎的手稿題為「Birth of Twins After Genome Editing for HIV Resistance」。根據《麻省理工科技評論》的報道，他曾將這篇論文投稿給《自然》雜誌（*Nature*）和《美國醫學會雜誌》（*JAMA*）。然而，這些期刊主要是由於道德的考慮拒絕發表此研究。

3　生殖細胞系是指身體中負責生殖的細胞系統，由受精卵發育而成，並具有遺傳自父母的基因組。這些細胞可以進行有性生殖，將基因組遺傳給後代。

4　Regalado, A. (2019, December 3). China's CRISPR babies: Read exclusive excerpts from the unseen original research. *MIT Technology Review*. https://www.technologyreview.com/2019/12/03/131752/chinas-crispr-babies-read-exclusive-excerpts-he-jiankui-paper/

隨著 CRISPR 技術應用成本降低，人們開始擔心這技術會被濫用，從而加劇社會的不平等。特別是當富人能夠自行設計「理想」嬰兒時，窮人卻無法獲得同樣的選擇，導致「健康不公」加劇。再假設，一旦 CRISPR 技術的價格變得便宜而且流行，人人皆可以容易地修改子女基因，改變他們的身體特徵和智力等，雖然這還未算贏在受精前，但也不遠矣，這會令你感到不安嗎？我們如何界定公義？

誰有資格接受這項技術？誰又有資格制定標準，去畫這條底線？

三親嬰兒

英國當局透露，首批通過簡稱 MDT 的粒線體捐贈治療[5] 的「三親嬰兒」誕生。由此療法所誕生的嬰兒體內混合了三個人——一個父親和兩個母親——的遺傳物質。雖然這種新技術能夠幫助婦女產下健康的嬰兒，避免胎兒罹患嚴重的遺傳病，但是也掀起了倫理爭議。

細胞內有數以千計為細胞製造能量的粒線體，它們具有自己的基因——粒線體 DNA（mtDNA）。與細胞核 DNA 的三億個鹼基對相比，mtDNA 非常短，僅有約 16,000 個鹼基對，其主要功能是為粒線體正常運作所需的蛋白質編碼，若 mtDNA 出現突變，會影響細胞機能及引發疾病。目前，這種遺傳病並無根治方法。

細胞核 DNA 遺傳自雙親，而粒線體 DNA 只從母親遺傳，也即是來自受精卵細胞。[6] MDT 是體外人工受精的改良版本，用健康捐贈者卵子的粒線體，替換母親帶缺陷的粒線體，防止致命的基因缺陷遺傳下去。

這技術有兩種做法，一種用父親的精子分別使母親和捐贈者的卵子受精，在受精卵開始分裂成早期胚胎之前，捐贈者受精卵的細胞核會被移除丟棄，並以母親受精卵的細胞核取代。另一種做法，是在受精之前先將母親卵子的細胞核轉移到捐贈者已去核的卵子中，然後該卵子與父親的精子在試管中受精，再將胚胎植回母親體內。由 MDT 產生的胚胎有超過 99.8% 的基因來自父母，僅大約 0.1% 基因來自捐贈者。三個人的 DNA 將會永久存在嬰兒身上，代代相傳，但不會影響他的外表等特徵。這個突破的生物科技又再次挑戰倫理底線。在開發 MDT 之前，對於有粒線體疾病風險的婦女，生育選擇是使用另一個女性的卵子、不生育或者領養嬰孩。

第一個應用 MDT 技術的案例發生在 2016 年墨西哥。當時一位美國醫生為一名帶有粒線體突變的約旦女性進行治療，該名婦女先前經歷過四次流產，並曾誕下兩個孩子：其中一個只活到六歲，另一個則僅存活八個月。在此之前，英國議會於 2015 年修訂法

5　粒線體捐贈治療（mitochondrial donation treatment），亦稱作粒線體置換療法（mitochondrial replacement therapy）。

6　精子的粒線體會在受精時自然移除，所以沒有人能遺傳父親的粒線體。科學家亦因此可以利用這特徵追查我們的母系血統，作為一種追蹤祖先的方法。

律，批准粒線體捐贈治療，英國因此成為世界上第一個在監管下允許粒線體置換療法的國家。

MDT 的風險之一，是在抽出母親卵細胞核時，可能帶有微量有缺陷的粒線體，然後一同轉移到捐贈者的卵細胞中，所產生的胚胎便同時擁有兩人的 mtDNA。因此，科學家需要密切觀察嬰兒的粒線體異常基因水平是否穩定。研究發現，在某些個案中，母親的粒線體會隨著時間顯著增加，逐漸取代捐贈者的粒線體，這種現象稱為逆轉，目前尚不清楚其機制和成因。適當的監管和後續追蹤，對於更深入了解這種治療方法的效用和安全非常重要。

有些人並不喜歡一個嬰兒有三個親生父母的主意，甚至出現恐怕這種治療可能變相鼓勵編輯嬰兒，必然會為設計人類大開方便之門的滑坡謬誤。試管嬰兒技術最初也曾受違反自然的批評，但 40 年過去，這技術已獲社會廣泛接受，為無數不育家庭去除痛苦。科技固然可以改變生命，但它本身並無善惡，關鍵在人。

如何在造福人群與適度約束生物科技間尋求平衡，將取決於社會價值觀的引導。我們更需要的不是對科技的疑慮，而是人性的覺醒和對生命的理解。惟有建立在此之上的初衷，我們才有希望真正善用科技，使其發展不致於失去正確方向。

6.3

復活古生物

#克隆 #幹細胞 #體細胞核移植

為了修復地球生態，生物科技可以去到幾盡？一間在 2021 年於美國德州達拉斯創立的生物科技公司，致力研究利用基因工程來復活已滅絕物種。他們已經籌得資金展開復活長毛象、澳洲袋狼等研究項目。該公司聲稱，希望在可見的未來將長毛象帶回北極凍原地帶，以恢復這地區的草原生態系統和對抗氣候變化。他們每次發布這些「去滅絕」（de-extinction）計劃的消息都會成為頭條新聞，引起愈來愈多的關注和正反兩方的激烈討論。

將古代生物起死回生，如斯大膽的意念會否把達爾文激到翻生？

在南美洲某處，科學家發現一塊內藏蚊子的琥珀。他們利用先進儀器，抽取殘留在古代蚊子肚內的恐龍血液和 DNA。科學家輕易地就以那隻蚊子的最後一餐克隆出一隻恐龍，讓牠重現人間——這個科幻片的橋段，可曾驅使你立志成為生物學家？現在有生技公司嘗試使用基因編輯技術來復活滅絕物種，我們或許真的有機會再次看到古生物長毛象。不過跟電影情節不同的是，目前去滅絕的實際操作並非易事。

　　要復活長毛象，主要透過基因編輯和克隆技術。第一步需要在長毛象化石中提取足夠又完整的 DNA 來重建基因組，以便將之準確複製。符合這個首要條件，科學家需要與時間競賽：動物細胞內含有分解 DNA 的核酸酶，當牠們死亡後，DNA 的降解便立即開始。把很多段的 DNA 碎片拼湊回正確的基因序列是一大挑戰。不過說難也不太難，因為 DNA 是種非常穩定的分子，半衰期長達 500 年。[1] 所以理論上復活滅絕時間距今較近的長毛象是有希望的，2015 年確實有科學家公布完整的長毛象基因組。

　　哈佛大學遺傳學家丘奇（George Church）發起一個研究項目，設法把長毛象基因編輯到亞洲象[2]的細胞中。丘奇的團隊稱，他們正嘗試「去滅絕」長毛象的基因，而非要將之「復活」。媒體上的報道總是用「複製」和「復活」這些詞語，但是他們的真正目標，是用基因編輯技術對亞洲象的基因組進行很多次編輯，來創造出一種保留現時亞洲象大部分的特徵，但有一些地方與原始長毛象相似——小耳朵、極厚皮下脂肪、濃厚蓬鬆的長毛——的全新物種。如果研究成功，牠將會是一隻具有長毛象特徵，能夠適應極地寒冷氣候的混血大象，我們可以勉強地稱牠做「長毛象 2.0」。亦即是說，以此方法，我們並不能夠完美複製到血統純正的長毛象。

　　若要如複製多利羊一樣，應用「體細胞核移植技術」[3]來複製長毛象，就必須要從活體長毛象身上採集細胞。但是地殼表面的最後一隻長毛象於三千多年前已經死去，現只剩下骨頭和象牙，顯然沒有活細胞。2010 年在西伯利亞發現了雪藏長毛象遺骸 Yuka，即

使這具 39,000 年前天然形成的木乃伊被認為是迄今發現最完整的長毛象，但是，長毛象細胞隨年月崩解，也是無法複製。

丘奇的團隊把長毛象基因用 CRISPR 技術「剪下和貼上」到亞洲象幹細胞中。接下來，他們會在培養皿上讓該幹細胞產生許多表達長毛象基因的細胞。為了得知團隊已經成功將長毛象基因編輯到亞洲象細胞中，他們需要設計一個實驗來仔細測量，以確定這些細胞真的在產生長毛象蛋白質。一旦確認到這些科學家精心設計的細胞誕生成功，下一步就是將之培養成胚胎。然而，這過程的成功率十分低，只有小部分的細胞能夠順利發育成胚胎。然後就是下一個挑戰：因為實驗室的培養皿不可能培育大象，所以他們需要將胚胎移植到一隻亞洲象來作為代理孕母。不過即使胚胎順利植入母象的子宮壁並令牠懷孕，科學家還要等待兩年的懷孕期。由開始時的實驗室操作，到後期代理孕母的照顧，每一步都需要順利進行，最終才有機會誕下一隻健康和含有長毛象基因的混血小象。

其實早在 2003 年就有一個去滅絕失敗的例子。科學家從最後一隻存活在西班牙庇里牛斯山脈的雌性野山羊 Celia 取得組織樣

1　依此理論，復活恐龍不大可能。雖然科學家曾經提取保存恐龍化石中的 DNA，但這些樣本經歷數百萬年自然分解，大部分的 DNA 已經丟失，無法重建出完整的恐龍基因組。

2　亞洲象是長毛象現存的最近親，牠的基因組與長毛象的最相似。但不幸的是，這兩個物種並沒有那麼密切相關。專家指，兩個譜系的分支約在 500 萬年前出現，兩個物種之間積累大約 150 萬處 DNA 變化。

3　體細胞核移植技術涉及一個體細胞和一個卵母細胞。過程包括脫去卵母細胞的細胞核，然後植入體細胞的細胞核。同時，使該卵細胞不經受精過程而被激活，發育成新個體，即是無性繁殖，令供體基因得以完全複製。1996 年誕生的複製羊多利就是世界上第一隻使用這克隆技術的動物。

本，把它的細胞核注入到一隻草羊的卵中，然後將之植入另一隻草羊作為代理孕母。不幸的是，當這隻複製野山羊寶寶出生後，因為先天肺部畸形，只活了幾分鐘便死於呼吸衰竭。

大象是高度社會化的群居動物，我們絕不能只複製一兩隻長毛象，然後把牠們「放生」到野外；把牠們孤獨地圈養在動物園中供遊客觀賞也是不人道的。別忘記，這些長毛象寶寶是需要代理孕母及其家庭來養育的。試想一下，要達致去滅絕長毛象的目標，在把牠們放歸野外之前，最棘手的一點是需要製造相當大數目的長毛象個體，因此也需要大量的亞洲象卵子和大量的代理孕母象，從而形成相對較大規模的長毛象種群，以維持種群中的遺傳多樣性。如果複製的動物數量太少，新種群很容易因為「近親繁殖」導致生存和生育能力衰退，很可能再讓滅絕悲劇重演。因此，在長毛象去滅絕計劃真正成事之前，除了要解決以上的各種技術困難和風險外，專家需要更了解如何以對兩個大象種群皆無害的方法，來安排復育長毛象的後續步驟。

醉翁之意不在「復活」

去滅絕是一個非常複雜的過程，實在需要精確及先進的技術。這計劃尚待新技術的開發，無論是 DNA 測序、基因編輯以至人造子宮等技術都有待改進。丘奇獲得千萬美元資金成立的新公司，亦非靠復活長毛象來直接賺錢。他們相信，研究基因工程和人工受精等生殖技術時，所發掘的強大新工具很可能應用在人類的醫療領

域，這將會是非常可觀的收入來源。有了相當的收入，該公司將可展開更多的去滅絕項目。[4] 這群去滅絕專家認為，讓滅絕動物「起死回生」，有助保護生物多樣性和恢復退化中的生態系統，消除人類在過去對大自然所造成的傷害。他們還相信，去滅絕研究有助保護其他瀕危物種。這些瀕危種群中有可能失去一些遺傳多樣性，只要科學家能夠弄清楚哪些基因對維持牠們的存續至關重要，也許可以重新引入這些遺傳變異，以防止牠們滅絕。

不過亦有人質疑復活滅絕物種是弊大於利，他們認為應該讓過去成為過去，人類更不應該扮演上帝去干預大自然。反對者主要認為復活長毛象存在很大的風險和不確定性，會威脅現有的生態系統。科學家無法確定復活的長毛象是否能適應現在地球的生態和氣候；牠們又會如何和其他物種互動？地球上的生物是否能夠與之健康和平衡地生存？如果長毛象適應得太好，牠們又會否變成入侵物種，淘汰別的弱勢生物？

去滅絕的討論引起了人們對生物科技應用的關注和思考。縱使支持者期望在本世紀見證已滅絕物種重生，但我們必須慎重考慮各方面的風險和利弊，探索安全和可持續的生物科技應用方式。總而言之，去滅絕的基本原則是修復生態系統。事實上，已滅絕的物種

4　《如何複製長毛象》（*How to Clone a Mammoth*）的作者，進化分子生物學家 Beth Shapiro 在 2023年 1 月宣布去滅絕渡渡鳥（dodo）的計劃，她已經完成渡渡鳥的基因組測序，準備找出具有渡渡鳥特徵的基因，並將之編輯到鳥類的生殖細胞，希望最終能培育出一種很近似渡渡鳥的鳥類。

會永遠消失,然而,我們可以通過復活牠們一些已經消失的特徵,幫助現有物種適應不斷變化的環境。如果去滅絕快將成為現實,我們應該持開放的態度看待這些新穎的科技,盡早探討可以控制和應該監管的地方。當然,我們亦要清楚知道去滅絕即使會成功,但這並不是唯一的動物保護策略,亦絕非解決當前瀕危物種滅絕危機的唯一答案。

延伸閱讀:

Shapiro B. A. (2015). *How to Clone a Mammoth: The Science of De-Extinction*. Princeton University Press. https://doi.org/10.2307/j.ctvz0h8r9

創造力

#合成生物學

不同人對同一事物會有不同見解。比如說，樂高積木（Lego）對一般人而言是一種組裝玩具，讓玩家拼合出各種卡通人物、跑車，甚至火箭模型。但對建築師來說，它可能是一種模擬建築的工具；對數學家來說，它可能是探討空間幾何結構的教學道具。

同樣，對不同領域的人來說，也可以把細菌看成非常不同的東西。生物學家看見細菌，會視它為一個由細胞膜和其包裹著的各種結構所組成的生物體。但對其他人來說，細菌可能被視為具有無限潛力的「積木」。當今最富創造力的合成生物學[1]家，正採用工程學的思維模式，來嘗試將生命拆解成許多個積木組件，以便系統地理解生命是如何運作，然後發揮創意重新設計和建立全新的生物系統。就像把樂高跑車模型拆解，再用同樣的積木組裝成火箭模型一樣。

創造最小生命

美國遺傳學先驅及企業家凡特（J. Craig Venter）在 2016 年創造了合成細胞 JCVI-syn3.0（下稱 Syn3.0），它包含當時已知的

1　合成生物學（synthetic biology）是跨學科研究，結合生物科技、進化生物學、分子生物學、系統生物學、生物物理學、電腦工程和基因工程等領域。合成基因組學（synthetic genomics）使用軟件工程、生物加工、生物資訊科學、分析化學、發酵和 DNA 合成等技術來設計和建構生物系統。

獨立生命中最細小的基因組，只有 473 個細胞必需賴以運行的基因；凡特團隊耗時 20 年探索，建構這個全新的人工物種實驗室黴漿菌（*Mycoplasma laboratorium*）[2]。這項研究為合成生物學的發展里程碑。

自從 70 年前人類發現 DNA 的結構以來，我們對這條雙螺旋分子的理解進展迅速。科學家亦一直設法操縱基因，在各種細胞中插入、刪除和改變 DNA——在今天已是眾多實驗室的日常操作。然而，地殼表面一小撮人有更激進的意念，試圖利用基因序列資訊和日益成熟的生物科技，來重新配置細胞的代謝途徑以執行嶄新的功能，甚至雄心壯志地由零開始設計全新的基因組，最終創造人造生命。

早在 2010 年，凡特的研究團隊投入數千萬美元製造了第一個合成細胞 Syn1.0。然而，當時他們的方法只是通過合成技術複製現有的細菌基因組，並將其移植到另一個細菌細胞。他們首先對絲狀黴漿菌（*M. mycoides*）的基因進行測序，並繪製其基因組圖譜。接著根據這個電腦紀錄，利用合成機器從頭開始建構出含一百萬個鹼基對的完整基因組。此外，他們將一個山羊黴漿菌（*M. capricolum*）的細胞核移除，形成受體細胞，再將合成基因組移植到這個已經「清空」的受體細胞內。整個過程就像把電腦原有的

2　也稱為 Synthia，有「人造兒」的意思。黴漿菌屬（*Mycoplasma*），又稱支原體。

作業系統刪除，然後重新安裝上另一個翻版系統程式。最後，該合成細胞能夠自我複製，並表現出絲狀黴漿菌的特徵。研究團隊不僅成功合成了黴漿菌的基因組，在合成 DNA 的過程中還加入了數十個由他們的名字和一些名言所組成，既無功能亦不影響細菌功能的 DNA 編碼用作識別的「水印」，當中包含了物理學巨人費曼一句名言：「我無法創造的東西，我就不了解。」

我創造了卻仍是不了解

　　費曼那句老話強調創造力是理解事物的證明。不過，Syn1.0 並非人類完全原創的合成細胞，它那個冗長的「翻版」基因組也未符合生物工程師的簡約主義。為了完成設計擁有最小基因組——最基本的生命的初心，凡特團隊以包含 901 個基因的 Syn1.0 為起點，將其基因組分拆成八個區段，逐一剔除非必要的基因，再試驗細菌能否存活，通過設計－構建－測試循環（design－build－test cycle）的過程來檢視不同組合的基因組。從每一次測試中他們會得知哪些基因需要保留在下一個設計中，同時逐步將該基因組「瘦身」，直到找到能支持細菌自我複製和生長的基因組極簡版本。這個過程突顯出非編碼 DNA 序列之重要，因為它們調控必要基因在細胞內的表達。最終，研究團隊設計出包含 53 萬個鹼基對和 473 個缺一不可的基因，生成 Syn3.0。其基因組中大多數的基因負責細胞內四項基本工作：將 DNA 指令轉化為 RNA 和蛋白質、DNA 複製和修復、維持細胞膜的結構和功能，以及最低限度的新陳代謝。

令人驚訝的是，當時團隊完全未知其中 149 個基因的功能，而這些基因許多也存在於其他生物，包括人類。儘管 Syn3.0 是人類「一手造成」，但我們竟然對這個基本生命的三分之一並不理解。這展示出就算是最簡單的生物，內裡也是多麼的複雜。這發現應該令人類非常羞愧，因為它顯示我們至今仍然沒有完全理解一個生命的最低要求。據報道，截至 2022 年，上述的 149 個基因中尚有大約一百個基因的功能未明確。

當你無法掩飾自己的無知時，會感覺沮喪嗎？

一路以來，深入理解生物系統的運作一直是個挑戰。凡特團隊所合成的 Syn3.0 基因組雖然是「新」的，但它是透過反覆試驗才能夠製造出來，卻不是基於我們對基因功能的根本理解而重新設計（redesign）的。事實上，對於由零開始設計和合成基因組的技術要求很高。當中有幾個關鍵步驟，例如大量正確無誤地合成 DNA、把分開合成的 DNA 片段組裝成完整基因組，還要處理細胞內酵素對 DNA 的破壞。合成生物學讓我們以工程師的視角看待生物系統，視之為按照特定藍圖連接起來的零件集合。這不僅有助我們理解該藍圖的制定，更可以重新組合這些零件以獲得新功能。要深入理解生物系統的每一個步驟，我們必須先將它拆解為許多個零件。掌握各個零件的功能後，我們可以建立簡單模型幫助理解生命的運作形式，並用相同的零件來創造新事物，以達致不同的目的，這正是最令人興奮的地方，因此吸引了當今最富創意的科學家投入研究。

生命零件自砌機

合成生物學是一門新興的跨領域研究，需要生物學家、軟件工程師和自動化機械人密切合作。從基礎生命科學研究到開發各種商業化產品，科學家可以通過重新合成 DNA 來設計微生物，有朝一日可以使其成為生產新食物、藥物、疫苗、燃料和新能源的微型工廠，未來可能會改變我們的農業生產方式、食物來源和得到藥物的途徑，例如可以設計一種腸道細菌，這種細菌能按需要在人體內生產藥物。

上世紀 90 年代，原廠個人電腦售價昂貴，民間喜歡到電腦店自選配件組裝更經濟的電腦，俗稱「砌機」，當時的電腦產品勝地黃金和高登商場每逢週末都多人得水洩不通。筆者有一個熱衷玩電腦遊戲的大學同學，有一天他在「香港秋葉原」豪擲一萬九千元買電腦配件回宿舍通宵砌他那台黃金機。殊不知，當他開機時，一縷輕煙從主機冒出。結果，這個價值逾萬元的科技玩具就在短短 0.4 秒內「玩完」。業餘電腦發燒友浪費一萬幾千，最多只會導致短路「燒灰士」。可是，隨著我們掌握的技術和知識日益增加，有朝一日，科學家掌握更多生命的零件並能重寫所有的遺傳密碼，使合成生物學的產品也許會如電腦零件一樣流通，公眾可以輕易在網上購買不同的生命零件自行組裝。這對人類可能是福音，因為能改善健康和生活；這也可能是巨大的威脅，因為會帶來重大的安全隱憂。萬一有人將合成生物轉化為病原體或危險生物武器，世界會是什麼樣子？

另一方面，CRISPR 基因編輯相對更簡單，既然我們那麼方便就改變到現存生命，為什麼還要費心費力地設計全新的生物呢？CRISPR 技術適合需要少許基因改變的應用，可以成為治療的首選。但如果你要創造全新的事物放在很專門的應用，例如重新編碼整個基因組、將一個新的胺基酸放進細胞，甚至是嘗試設計一種全新的細胞，那麼基因組設計將會很有用。即是說，合成生物學和CRISPR 技術都各自有其應用長處，科學家可視乎目的而選擇合適的工具。CRISPR 適合小修小補，合成生物學則適合全新的設計。

合成生物學的創意實在令人讚嘆，但同時也引發不少令人深感憂慮的問題。它可以創造全新的生命形式——與任何現有植物、動物、細菌根本不同的全新生物。這或許會改變我們對作為人的意義和看法，也挑戰我們長久以來所認知的生命界限，擴大我們的想像，是一個值得深入討論的課題。

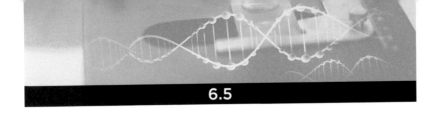

6.5

顛覆
#生物黑客 #DIY 生物學 #安全風險

黑客是懂得很多電腦網絡知識的電腦高手，有時他們會利用這些技能來幫助人，例如鑑識電子足跡來幫助調查電腦犯罪案件；但有時黑客也會做壞事，例如入侵別人的電腦偷取資料。生物黑客（biohacker）則與網絡襲擊完全無關，他們不一定是學術或業界專家，但他們會分享生物技術和資訊，使更多人可以在如大學實驗室的傳統環境之外，對自己進行生物化學和基因工程實驗，以增強自己的身體機能為目標，成為突破本身限制的「超人類」！

生物黑客是一個「自己動手做生物學」（DIY biology）的概念，這個術語最早在二十世紀 80 年代末出現。它亦有用來形容人們通過對生活上的一些改變，像是飲食和生活習慣，積極設法令身體運作得更好。一些人可能會選擇吃特別營養餐單、服用補充劑，或投入大量的時間和精力運動甚至冥想，希望達到控制體重、增強心肺功能、改善睡眠質素等目的，最終大大改善健康，甚而變得更長壽和更快樂。本文把這些很進取但相對溫和的行動歸類為「人類增強」（body hacking），來與以下應用如 CRISPR 等生物科技的激進生物黑客區分。

自家基改「谷肌」

　　自己實驗自己做，生物黑客將自己的身體視為生物實驗室，進行一場反既有學術制度的革命。生物黑客工具供應網店 Odin 的店主蔡納（Jo Zayner），在 2017 年一個合成生物學研討會中，即興在眾多專家面前為自己注射他的 DIY CRISPR 試劑，聲稱要編輯基因來促進肌肉生長。蔡納那次的荒唐舉動使原本是小眾和離地的學術活動成為了頭條新聞。他還在網上發布「DIY 人類 CRISPR 指南」，又以僅 20 美元的價格出售增強（青蛙）肌肉的 CRISPR 套裝。[1] 擁有生物物理學博士學位的蔡納並非心懷不軌的騙子，而他那次的實驗並未令他變得像變形俠醫般魁梧，他在為自己打針的直播中也坦言這不太可能奏效；還幸他沒有因此而生病，他似乎亦不擔心。他在網誌反問自己，動手做 CRISPR 真的比吸煙更危害健康嗎？不過，他之後亦為自己的魯莽行徑道歉，承認這可能會激發一些無知或是心懷惡意之人模仿，從而造成不良後果，輕則感染細菌，重則致命。

　　蔡納放棄在美國太空總署的合成生物研究工作，自 2016 年起創立網店出售改造生物的 CRISPR 工具。他希望尖端的基因工程實驗能夠在普通人的家裡進行，使生物科技工具變得普及，不再是象牙塔中學者的專利。然而，僅靠這些試劑套裝內的材料是無法進行人類基因編輯的，還需要更多的實驗技能和資源——更尖端的實驗室。

大眾應有科研的自由和條件

由始至終，蔡納的「科普」事業一直以來都很激進。例如，他曾經私釀夜光啤酒；還在酒店房間內用自己的方法（總之就是不靠醫生）進行糞便移植，試圖改變自己的腸道微生態。很明顯，他的天性就是要突破科學常規框框，許多行為引起不少爭議。在別人眼中，他可能是但求知名度而去做如此出位和體制來不及規管的事情，而學術界也對他嗤之以鼻。然而，蔡納卻認為傳統的科學研究過於封閉，相關的藥物、技術和知識等資源集中在很少數人手裡。蔡納主張大家都有權利研究和開發這些領域的技術，並在自己身上試驗。他認為人們應該有自由嘗試對自己有益的藥物和科技，並為他們認為值得的事物去冒險，前設是他們清楚自己在做什麼。這意味著人們可以 DIY，不再需要花費大量金錢獲取那些技術或治療。蔡納長期推動生物科技的開放和民主化（英語媒體愛用這個詞來描述），能讓更多人參與科技創新就是他的義務。事實上，蔡納的理念和立場也有引起一定的共鳴，包括前文提及過想複製長毛象的丘奇教授，他隨後還成為了 Odin 的科學顧問。

2020 年中，全球正面臨新型肺炎大流行之際，科學家發明了 DNA 疫苗，並成功令獼猴體內產生對抗新冠病毒的抗體。[2] 讀過該

1 　他發明的那套 CRISPR 實驗套裝的原理，是編輯一種肌肉生長抑制素的基因。理論上，將這個基因從 DNA 中剔除，身體肌肉就能夠不斷生長，不用到健身室操練也可以「自然爆肌」。但是，這技術可能只適用於培養皿中的細胞，卻並不適用於整個人體。

2 　Jingyou Yu et al. (2020). DNA vaccine protection against SARS-CoV-2 in rhesus macaques. *Science* 369(6505): 806–811. https://doi.org/10.1126/science.abc6284

項研究發表在《科學》期刊的報告後，蔡納決定複製該實驗和親自「實測」一下。他與另外兩個生物黑客直播大部分的實驗過程，向公眾展示如何在他家裡的廚房進行醫學研究。最後，他們聲稱成功製造 COVID-19 疫苗，並在自己體內檢測到針對病毒棘蛋白的中和抗體。他們在網上詳細記錄實驗每一步、所需材料和結果摘要，免費分享病毒基因序列和科學數據，以便任何人都可以重複他們的實驗。

如果能吸引更多人參與科學和基因工程，將從事研究的人數增加一倍甚至更多，世界將會發生重大變化。近年來，許多研究設備和試劑的成本已大幅下降，使普通人也負擔得起。一旦任何人都可以取得所需設備，只要具備一定知識，就可以為這領域作出貢獻。生物黑客的理念讓更多不同的人都可以學習和投入這個領域，而不受限於傳統教育體系和科研機構。不管你的背景如何，都可以參與基因工程實驗，這將會大大提高科研的多樣性，勢必加速生物科技的發展。蔡納的初心，是希望科研不再局限於少數精英，讓「平民」可以更主動地參與這個過程。他真誠相信，生物黑客有潛力顛覆現有的科研模式。只有這樣，生物科技才更有可能創新和突破，也更貼近大眾的需求。

安全隱憂

蔡納推廣 CRISPR 技術，希望吸引更多人加入他的行列。事實上，他的網店正因為 CRISPR 的簡易和低成本而獲利豐厚。然而，

生物黑客的 DIY 實驗存在潛在風險，他們常忽略安全措施，例如蔡納為自己注射之前，連簡單的消毒步驟也省去。許多實驗都沒有正規監管和測試，也很易被誤用，或會造成嚴重後果。批判和反對的人擔心生物黑客各樣的生化實驗會帶來安全隱憂。其實 CRISPR 只是一種工具，要使用它便必須先清楚知道要剪輯什麼基因，因此任何人都能任意在人體運用它還需要些時日。我們對於基礎生物學所知有限，大眾對生物科技了解不足則易生畏懼，科學家必須加強對公眾教育和溝通。

丘奇也警告，以現今的技術和資訊，隨時都有可能製造出致命的東西，如抗藥性病菌或高傳染性的致命病原體，網上亦已充斥著不少類似的奇怪內容。若生物黑客願意為了肌肉變大而打針，可以想像得到某些人也願意嘗試更厲害、更危險的物質。所以，研究生物科技尤其需要以負責任和道德的態度行事。任何涉足合成生物領域的人都應受到規範，以降低前述種種風險。生物黑客試圖將 CRISPR 與有關生物科技去中心化，將使規範及監管更為困難，科學界與社會必須密切關注其中牽涉的安全問題。

生物科技
時光機

當科幻
成為事實

作者	麥嘉慧
總編輯	葉海旋
編輯	李小媚、周詠茵
書籍設計	TakeEverythingEasy Design Studio
封面相片	Shutterstock

出版	花千樹出版有限公司
地址	九龍深水埗元州街 290–296 號 1104 室
電郵	info@arcadiapress.com.hk
網址	www.arcadiapress.com.hk

印刷	美雅印刷製本有限公司
初版	2023 年 7 月
ISBN	978–988–8789–23–8

版權所有　翻印必究